PREEMPTIVE MEDICINE BIBLE

循環器専門医だから知っている！

40歳からの正しい予防医学

人間ドックの受け方から検査結果の読み方、健康管理までを解説

高橋 通
東京国際クリニック院長

ダイヤモンド社

プロローグ

思い残すことのない人生を手に入れるために

Prologue

“The First Step to Well-Being”

一見、健康そうに見える方々の中にある、
わずかな異変の兆候をも捉えていきます。
思い残すことのない人生を手に入れるために
今からでもできることを伝えていきます。

健康寿命を延ばすために、今からでもできること

ウェルビーイング（良好な状態）という重要な概念があります。人生100年時代にあって最も理想的と言われながら、高齢化が著しい日本において最も難しい健康がテーマです。

世界保健機関（WHO）は、このウェルビーイングを、「個人や社会の良い状態。健康と同じように日常生活の一要素であり、社会的、経済的、環境的な状況によって決定されるものである」としており、1946年には「ウェルビーイング」という言葉を用いた健康の定義を61カ国の代表により署名された『WHO憲章前文』で謳っています。[※1]

「健康とは、病気ではないとか、弱っていないということではなく、肉体的にも、精神的にも、そして社会的にも、すべてが満たされた状態（well-being）にあることを言います」

平均寿命が男性より長い女性は、寝たきりになる前の足腰が弱ってしまうフレイルの期間が、高齢化によってさらに長くなってしまう傾向にあります。どのようにしたら、健康はもちろん、年齢を感じさせない体力や幸福感、思いやりの気持ちを保つことができるのでしょうか。

私は以前の救急医療の現場を経て、病院に運び込まれるずっと前の時点でなんとか手を打つことができないものだろうかという思いに駆られ、現在の先制医療に携わるようになりました。

急性心筋梗塞や急性大動脈解離、大動脈瘤破裂、脳出血、脳梗塞などという病気は、命に関わる、あるいは命を取り留めても重度の後遺症も残る、大変に重大な病気です。例えば、心臓に関していえば、糖尿病があると明らかな胸の痛みを感じない狭心症を起こすことがあり、初期段階では気がつくのが遅くなってしまいます。血管系の病気についてはCTやMRIなどでしっかりと検査を受けていれば、冠動脈ステントを入れたり、膨らんだ大動脈に人工血管を入れることで、早期の段階で治療が可能です。ただ、こうした病気の発症には、高血圧、糖尿病、脂質異常症、肥満などの生活習慣病や喫煙習慣、さらには年齢という要素などが関わっていて、予防するためには、ご存じのとおり食事や運動、睡眠などに注意を払い、過体重であれば減量し、タバコを吸われている方は禁煙することが重要なのです。これらの生活習慣が改善できていないと、検査を受けていても足元をすくわれてしまう事態が発生してしまいます。

急性心筋梗塞などの血管系の病気は、緊急手術するような事態になる前に予防できる可能性があるのです。私は、救急救命医療に携わってきた循環器科医師として、臨床の現場でこうした患者さんをなんとか助けられないかと思うのと同時に、**未病の段階での早期対処や予防の重要性、そして普段からの一歩踏み込んだ検査の大切さを痛感してきました。**

検査といえば、会社で受ける1年に1回の健康診断で問題がなければそれでいいのではないか？　と言われる方も多いと思います。しかし、「健康診断」は最低限の検査しかしませんし、狭心症や大動脈瘤などの命にかかわる重大な病気を見逃す危険性があります。医薬の世界は日進月歩です。検査技術もこの十数年でかなり進化し、以前に比べてより早期の段階で病気を発見し早期治療ができるようになっています。こうした詳しい検査を網羅的に行うのが「人間ドック」です。私は循環器科の専門医ですので、日本人の死因第2位である心疾患（第1位はがん）の患者さんを多く診てきました。高齢化とともに、**がんやこの心疾患の死亡者数は増加傾向にあり、これらはどなたでもかかる可能性がある病気なのです。**

また、脳に関する病気には、血液の流れが影響しているものがあります。心房細動《しんぼうさいどう》という不整脈があると血液の流れが変化し、心臓の中で血液が固まって血栓になり、それが血流に乗って脳へ運ばれると脳の動脈を詰まらせます。自覚症状がないまま人間ドックで偶然、不整脈を発見できることがあります。最近では脈拍を検知する腕時計、いわゆるウエアラブルデバイスが不整脈検出に役立つようにもなってきました。

病気のリスクは、高齢の方に限りません。男女を問わず、働き盛りの中高年の方も例外ではありません。仕事が忙しくてなかなか満足に自分の身体の検査ができていないかもしれませんが、人生の早い時期から自身の身体に目を向け、健康を意識して、日々、体調管理に気をつけること、定期的な人間ドックを受け、何も懸念することのない状態に保つことが、健康寿命を延ばし、人生１００年時代を楽しく幸せに生きていけることにつながるのだと考えます。

私は、人間ドックを受診されている方々に、少なくとも30分以上、そして長い場合には1時間をかけて行う結果説明・面談を通して、一見健康そうに見える方々の中にあるわずかな異変の兆候をも捉えるように心掛けています。

本書では、今まで培われてきた経験をもとに、最新のエビデンスも加味した、人間ドックや健康診断を受ける際のポイント、ピットフォール（検査法や結果の読み方の落とし穴）、さらには未病の段階での対処や予防について、アンチエイジングの知識も活かした日常生活で気をつけたい基本的な知識などもわかりやすく解説をしていきます。これらの情報を取り入れて健康長寿をまっとうされ、幸せに健康に、人生を楽しむための第1歩を踏み出していただけたらとても嬉しく思います。

何歳の自分がイキイキしていましたか？　何歳に戻りたいですか？　どんな夢がありましたか？　後悔していないですか？　夢は諦めないで一緒に叶えましょう！　**思い残すことのない人生を手に入れるために今からでもできること**をお伝えします。

素敵な未来があなたを待っています。ご自身のために、ご家族のために、ぜひ最後まで読んでいただければ幸いです。

PREEMPTIVE MEDICINE BIBLE

循環器専門医だから知っている！
40歳からの正しい予防医学

CONTENTS

第2章

知らず知らずのうちに蝕《むしば》む「がん」心の準備もないまま起こす「突然死」

がんや突然死といった病気のリスク要因の多くは、皆さんの「生活習慣」と密接に関係しているのです。

第3章

未病の兆候を先読みし、リスクを断つ

生活習慣が乱れると、いったい何が起こるのでしょうか。
慢性炎症が起きてしまったり、血管が傷ついたりします。

第4章

健康長寿は食習慣の改善からはじまる

オイルをはじめとした、様々な必須栄養素についても、今こそ「知っておきたい大切なこと」を説明します。

第5章

アンチエイジングの知識を取り入れる

「細胞の老化」は病気の始まりでもあります。
アンチエイジングの知識を得て生活習慣の改善をしてみましょう。

第6章 どうしても足りない栄養素をプラスする

必要な栄養素を、毎日すべて摂取するのは困難です。
健康を手に入れる選択肢の1つとしてサプリメントの説明をしましょう。

「参考文献リスト」のご案内

＊参考文献の表記についてのご説明

本文中に於いて、「＊と数字」で表記されていますます番号は、参考文献の出典・引用等を示すものとなります。巻末に「参考文献のご案内」について記しております。読者の皆様の参考資料としてご活用ください。

第1章 人間ドックがきっかけで何かが変わる

Chapter 1

"What is Health Screening"

病気が見つかるのが怖いから病院には行かない、
人間ドックも受けない、という方々がいます。
「病気が見つかる怖さ」はとてもよくわかります。
しかし、手遅れになった時の方がもっと怖いのです。

病気が見つかるのが怖い？

この本を手にされたあなたは、将来起こりうる病気や突然死のリスクを少しでも軽減できる第一歩を踏み出しました。健康診断や人間ドックを受けたことがなく、「病気が怖いから検査はしない」という方がいます。

「病気が見つかるのが怖いらしくて、なかなか病院に行かないんですよ」

人間ドックを受けられたご主人に、「奥様は受けていらっしゃいますか？」と質問するとよく返ってくる答えです。誰もが毎日、平穏な日々を過ごしたいと思われているはずです。病院に行くことで何か病気が見つかるのが怖いと感じてしまう気持ちはよくわかります。しかし、もう一歩進んで考えてみましょう。**いまや日本人の2人に1人ががんになる時代。日本人男性の4人に1人（26・2％）、日本人女性の6人に1人（17・7％）は、がんで亡くなっています。**[※1]

また、この30年ほどで日本の医療費は約2倍に膨れ上がっています。厚生労働省の『令和3（2021）年度国民医療費の概況』[※2]によると、令和3年度の日本の医療費は45兆359億円で、30年前（1991年）は21兆8260億円ですので約2倍です。

2023年8月、国立がん研究センターと国立国際医療研究センターによる研究から、がんによる総経済的負担は約2兆8597億円。このうち予防可能なリスク要因（ピロリ菌やウイルス感染など）に起因するがんの経済的負担は、約1兆240億円、およそ36％に上ることが発表[※3]されました。

がんは、すでに予防できる時代に突入しています。また早めに見つければ闘う時間も短くすることが可能になってきました。一方で症状が出てからでは病期が進行しているので、症状が出る前に検査を受けることに意義があり、予防できるうちに対策を練っておくことはとても重要なことだと私は考えています。

救急病院での勤務医時代の私は、今まで健康診断を受けたことがない、特に病院で検査を受けたことがない、という方々が救急車で運ばれてくるケースによく遭遇しました。また50歳代なのに健康診断は受けたことがないという方を外来で診察することもありました。そういう方々を診察したり治療するときには、重い病気が隠れていることを前提に、より注意深く診察するように心掛けていました。検査をあまり受けてこられなかった方は、頻回に病院で検査を受けられてきた方以上に病気の見落としが命に直結することがあるからです。

こちらから想定できる症状をお訊きして初めて、「そういえば、そういうことがあったかも」という言葉が返ってきて、調べていくと、やっぱりそうだったのか、ということもよくあるのです。

ひとは安心したくて人間ドックを受けている

今、あなたの身体に不安なところはありますか？　身体の不調はありますか？

人間ドックを受けられる方は、自分の身体に病気を見つけようというよりは、何もないことで安心したいという方が大半です。まさか自分にという気持ちになるのはそのためです。身体に不調を感じているのであれば、どこを重点的に見て欲しいのかを問診時に伝えておく、あるいは人間ドックの内容を相談できる病院であれば、あらかじめ相談されておくことをお勧めします。決められた、限られた人間ドック内容では、不調原因を捉えることができないかもしれません。

もちろん自身で勉強されて、あの検査やこの検査を追加したい、という要望（オプション）を伝えるのもよいでしょう。ちなみに、自治体などから勧められている**住民健診（がん健診）は、「対策型検診」に該当し、これは対象となる地域全体の死亡率を下げるために対策として行なうものです。一方、人間ドックは「任意型検診」に該当し、各人の疾病や死亡リスクを下げるために個人の判断で行なうものになります。**

病気が見つかる怖さはとてもよくわかります。しかし、手遅れになった時の方がもっと怖いのです。後遺症が残る、その後も通院を続けないといけなくなる、薬が何種類も必要になる、などの煩わしさを見て知っているのは、すでに経験されている患者さんご本人やご家族、そして治療に携わっている医療従事者でしょう。

こうしたことから、後手にまわってしまった治療の大変さを医療従事者がもっと発信していかなければ、と自戒を込めて考えています。

そもそも人間ドック、健康診断となにが違う

法律で義務づけられている検査項目を網羅したのが健康診断ですが、人間ドックでは、さらにより多くの検査を行うことで健康状態を詳細に調べ、総合的な診断をすることが可能です。また、目的に合わせてプランや検査項目を選んだり、組み合わせたりすることができるのも人間ドックの特徴のひとつです。

人間ドックは、より総合的に精密な検査を受けたい方が任意で受診します。そのため健康保険の対象外となり、費用や時間の負担がかかります。健康診断は、年に一度受けることが推奨されていて、労働者では「労働安全衛生法」で定められた項目の検査を年1回実施することが義務づけられています。一方、人間ドックには法的な受診の義務はありません。しかし、**私は、遅くとも40歳を超えたら一度は人間ドックを受診することをお勧めしています。**

病気の芽を早期に発見する

人はそれぞれ嗜好が異なります。アルコールひとつをとっても、お酒の銘柄、飲む量、頻度、また仕事でどうしても呑まないといけない環境など、各個人で状況は異なります。肝臓の予備力はそれまでの食生活や運動習慣、体型でも異なりますし、遺伝子的にお酒が呑めない方もいます。そのため個々人の生活様式や体質に応じた対策が重要です。人間ドックも、ただ闇雲に受ければよいのかというとそうではありません。また、受けるだけでその結果を十分理解していないと、お金と時間の無駄ということにもなりかねません。一人ひとりにあった人間ドック内容を考えた方がよいのです。

主な健康診断の検査項目は10～15項目ほどで、自己負担でオプション検査を追加できることもありますが、本人が希望する検査項目がない場合もあります。一方、人間ドックの検査項目は50～100項にもおよび、**健康診断で行われる検査項目に加えて、頭部MRI検査、胸部・腹部CT検査、腹部超音波検査、腫瘍マーカー、上部消化管内視鏡検査（胃カメラ）などといった検査項目があります。**さらに臓器ごとに特化した専門の検査や男性・女性特有の病気の検査など、多種多様な検査が可能です。検査項目が多く精度の高い検査をするため、人間ドックにかかる費用は高くなりがちで、もちろん健康保険の適用もありません。そのためあらかじめ検査項目を相談できるような病院やクリニックを探すことが大切です。

人間ドックは、自分の「未来を変えるチャンス」と捉えましょう。今まで仕事や家事で自分のことは後回しにしてきたのではないでしょうか。**40歳を超えたらいよいよ自分自身の身体に目を向けてあげてみてはいかがでしょうか。55歳でも決して遅くはありません。**「思い立ったら吉日」なのです。

発症するのが稀な若年齢から検査を始めた方がよいのか、発症好発年齢だから始めた方がよいのか、という観点では医師の間でも意見が割れます。医師であれば、病気の既往と家族歴、生活歴などから発症リスクを判断できますが、医師でもない限りは自分はまだ検査しなくてもよいのか、もう検査しないといけないのかなどということはわかりません。しかし、早期発見という点においては、検査はもちろん早いに越したことはありません。ただし、ここでよく論点となるのが、未確定ながらもあやしい病変が見つかることで、不要な追加検査でストレスとコストがかかるというものです。早期発見もメリットとデメリットがあるということです。

実際に、こうしたデメリットよりもメリットを優先される方が人間ドックを選択しています。健康診断よりも人間ドックの方がより早期に病気を発見したい人向けとなるため、厚生労働省が推奨する検査年齢よりも若くなる傾向があるのです。

健康診断の「異常なし」に騙されてはいけない

人間ドックや健康診断には「判定」というものが必ず付いてきます。A判定からE判定、F判定というものまであります。たいていの病院やクリニックの場合、イメージ通りわかりやすく「A判定」であれば「異常なし」ということになります。「オールAを求めて検査しました!」という心強い方も来られたことがあります。素敵な心構えですね。ただ、ここには「基準値」という落とし穴があるのです。「A判定」だから「異常なし」では決してないことをお伝えしたいと思います。本書では、その落とし穴についていくつか解説をしていきます。

「異常なし」は「病気がない」ということではないことを、ぜひこの機会にご理解いただきたいと思います。こうしたことから、人間ドックは医師と対面で詳しい結果説明や生活面でのアドバイスを受けて、はじめて意味のあるものになるのです。

日々求められる「パフォーマンスの高いライフスタイル」。トップ経営者の方々は人間ドックをライフスタイルの中に組み込んでいます。人間ドックは少なくとも1年ごとですが、1年も空けるのは不安だという方も多くいらして、半年ごとにオプション検査を追加したり、人間ドックのタイミングに合わせてオプション検査を追加されています。そのような皆さんに共通していいるのは、新しい検査法にとても敏感であるということです。最先端の検査からアンチエイジング系までさまざまな検査を受けられる方も多くいます。

「人間ドック結果」をひとりで理解できている人はいない

人間ドック結果が手元に届きました。封を開けるまでドキドキしますね。**ドック結果でまず見るべき箇所はどこでしょう？　「総合判定」でしょうか？　いいえ、違います。それは「要治療」項目があるのかどうか、です。**

これは「すぐに内服治療が必要だったり、手術が必要だったりします」という項目なのです。生活習慣病であれば、食事療法や運動療法はもちろん必要ですが、「その効果が出てくるまでもう待てないところまできています」ということです。手術についても、内視鏡手術だったりカテーテル手術だったり、胸腔鏡手術、腹腔鏡手術が必要なのかもしれません。まずは専門の医療機関を受診することが大切です。その際、人間ドックを受けられた病院から紹介状が出るかもしれませんし、そのまま同じ病院で治療をしてくれるかもしれません。どうしたらよいのかを必ずその病院に問い合わせしましょう。

次に「要精査」項目があるのかどうかを確認しましょう。**「要精査」とは、「精密検査が必要なので、すぐに医療機関を受診してください」という意味です。**

忙しいからといって決して先延ばしにしないようにしましょう。「あのとき早めに行動していれば」と後悔しないためにも、何とか仕事の代行を立ててでも受診するようにしましょう。人間ドックを受けられた病院から他の病院への紹介状が出ることもあります。どうしたらよいか不明な場合には、必ず人間ドックを受けられた病院に連絡を入れて相談しましょう。

精密検査をして、その結果が異常なしであれば、それでよいのです。決して無駄にはなりません。早めに悪いものの可能性を潰しておくことが大切です。しかしこの部分は、人間ドックのデメリットと言われてしまう点でもあります。

次に見るべきは、「再検査」が今すぐ必要なのか、1ヵ月後なのか3ヵ月後なのか、はたまた6ヵ月後かということです。この期間が短かければ短かいほど早めに変化を調べておきたい、という医療者側の気持ちがうかがえます。この期間の決定に際しては、数値の変化や異常な影のサイズの変化を追いたいときに空けておきたい時間を考慮しています。あまりに早く再検査をしても誤差の範囲くらいの変化しか追えず傾向がつかめないのです。

これに対して**「要精査」というのは、同じ検査方法ではなく、別の検査法で別の角度から調べてみましょう、という医学的なアプローチ方法を考慮しています。**これは人間ドックを受けられた病院で精密検査ができることもあると思いますが、場合によっては人間ドックを受けられた病院にはない特殊な検査が必要だったり、より大きな病院、専門病院に依頼してその疾患の専門医に今後の経過観察を依頼したり、治療方針を含めて相談しないといけないケースだったりするのです。ちなみに**1年後の再検査という場合には、いわゆる「経過観察」になります。**「経過観察」は「現状心配ありません、念のため1年後も調べましょう」と言っているのと同じです。

人間ドック結果帳票をご覧になられて、「結局、私はダメなの？　大丈夫なの？」、と心配でドキドキするうえに緊急性が理解できないとなおさら不安になると思います。また人間ドック結果の見方について前記のような理屈がわかっていても、必ず病院やクリニックに連絡を入れて、直接医師から人間ドック結果の説明をしてもらいましょう。説明を受けるのはオンライン診療でも可能ですが、できれば一緒に大きな画面で胸部ＣＴ検査や頭部ＭＲＩ検査の結果などの説明をしてもらうようにした方が理解しやすいですし、現在のご自身の状態について腑に落ちることと思います。

人間ドックを受けて、結果を送って、はい終わり、としてしまう病院やクリニックでは人間ドックを受けることはお勧めいたしません。懇切丁寧に結果説明をしてくれる医療機関や医師を選ぶようにしましょう。今の自分に何が足りないのかを教えてくれる医師に出会えたら、未来が素敵な人生になるように舵を切ったことになります。

人間ドックが一番意味のないものになるのは、受けっぱなしの場合です。まずは、封を開けましょう。そして、病院やクリニックに予約の連絡を入れて必ず結果説明をしてもらいましょう。自分自身の行動変容につながってはじめて、意味のある人間ドックになるのです。

検査で発見しにくい重い病気がある

検査を受けるのも「受け身ではなく」、積極的に「自分からいろいろと申告していく」ことから始めてみましょう。現在、気になる症状があったら、遠慮せず問診票に必ず記載しましょう。また、内服している薬の名前も普段からわかるように、薬局から渡される薬の説明書をスマートフォンで写真を撮って記録しておきましょう。薬局から「お薬手帳」をもらっている場合にはドック当日に、お薬手帳を持参されるとよりよいでしょう。

問診票に記載された症状や治療中の病気、内服薬を参考にして、人間ドック担当の医師は関連する所見がないかを意識します。これにより結果判定にも影響することがあります。ただ健康診断や人間ドックの結果作成において、検査所見と判定コメントを1：1対応で機械的に作成している医療機関では、残念ながらあまり親身になってくれているような所見は返ってこないかもしれません。

通常の人間ドックは、診断に限界があることを知っておきましょう。具体的な症状を例にみてみましょう。

◇倦怠感、鼻出血がある、と問診票に記載した場合

もし血液検査で異常な細胞が検出されていたり、白血球などの血球数が異常値であれば、すぐに血液内科へ紹介になると思います。数値がそこまで異常値ではなく、自覚症状も乏しい場合には、すぐに診断に至らず、一旦再検査・経過観察となってから症状が出てきてはじめて血液内科への紹介になることがあります。

◇膝や腕の痛みがある、と問診票に記載した場合

実は、痛みのある骨や関節をレントゲン撮影などしないと診断できないので、通常の人間ドックでは検査しておらず原因の特定には至りません。症状の訴えがあってはじめて整形外科を紹介されることになります。関節炎程度であればまだ軽いのですが、骨肉腫などの悪性腫瘍が隠れている場合もあるので、整形外科系の骨や関節の痛みについては、人間ドックを待たずに整形外科を直接受診された方が近道になることがあります。

◇慢性的に手足が痺れる、歩きにくいなどの症状を問診票に記載した場合

頭のＭＲＩ検査で異常がない場合、脊椎のＭＲＩを撮影しないと診断がつかないため、オプションで追加するか保険診療として整形外科への紹介になります。変形性脊椎症のことが多いかと思いますが、稀に脊髄に腫瘍が見つかることがあるので放置はしないようにしましょう。

◇いびきや夜間の呼吸休止を問診票に記載した場合

ご自身でも、またご家族も予想されている通り、睡眠時無呼吸症候群が疑われます。家に持ち帰ってできる簡易検査や1泊入院して調べる検査など、睡眠時無呼吸症候群に対応可能な医療機関への紹介になります。通常の人間ドックでは検査しません。人間ドックを待つのではなく、直接検査可能なクリニックへ連絡されることをお勧めします。

知っておいた方がよい、自分を守る「予測の限界」

通常の人間ドックの「診断の限界」の一部を前項では紹介しました。さらに、人間ドックでは予測できない病気があります。つまり「予測の限界」です。

例えば、突然の不整脈は予測できないため、動悸が普段からある場合や一度でも意識が遠くなったことがある方は、早めに循環器科を受診して、24時間心電図検査（ホルター心電図検査）を受けるようにしましょう。また日頃から自身で脈をチェックされたい方の場合には、スマートウォッチなどのウエアラブルデバイスを活用してみましょう。

人間ドックでは、疾患のリスクを予測することはできるのですが、仕事や人間関係での過度のストレスや過度の脱水、転倒など、日々、私たちの身体を取り巻く環境は目まぐるしく変化するうえに、年齢的な要素が加わることで、ある日突然、脳梗塞や心筋梗塞、不整脈が出て、意識を失うなどの症状を起こしてしまいます。

生活習慣病（高血圧、脂質異常症、糖尿病、肥満）、喫煙習慣、長時間労働（仕事上のストレス含む）、普段から水分を摂取しない生活習慣、深酒をする習慣、慢性的な寝不足、バランスの乱れた食生活、座りっぱなしの毎日、運動不足などを早めに改善しましょう、とお伝えしているのはこのためでもあります。人間ドックは、あくまでも、その受診時点での身体のリスク評価であって、早めに生活習慣を是正しておかないと、その後の人生で起きるさまざまなストレスによる体内での変化に、柔軟に、事故なく対処することができなくなってしまうのです。

さて、人間ドックには多種多様な検査項目があります。では、検査で病気のリスクや現在かかっている病気がわかったらどうすればよいのでしょうか。まず、そのリスクや原因についての話を次にしましょう。

第2章

知らず知らずのうちに蝕《むしば》む「がん」心の準備もないまま起こす「突然死」

Chapter 2
“Your Health Condition”

健康診断や人間ドックを受診される理由は何でしょうか。
やはり、自分自身の身体の状態や病気の有無について
なるべく早く知りたいということではないでしょうか。
がんや突然死といった病気のリスク要因の多くは
皆さんの「生活習慣」と密接に関係しているのです。

がんを防ぐチャンスは普段の生活にある

自分は毎年、健康診断を受けているから大丈夫、と思われていませんか？　がんの早期発見には通常の健康診断だけでは不十分です。

通常の健康診断は、生活習慣の見直しや健康意識を高めるためのものですので未病対策にはよいでしょう。では、人間ドックはどうでしょう。実は人間ドックにも病院やクリニックごとに異なるさまざまなメニューがあり、その内容によっては、がんに関する精査が行き届いていないものもあるのです。自分にとって何が一番心配か、身体のどこが痛むのか、違和感があるのか、家族の方のがんはどこのがんだったのかも前もって確認、整理しておきましょう。病院でいきなり「ご家族の病歴は？」と問われてもすぐには出てこないものです。

実は、**がんの原因の多くは、喫煙や飲酒などの生活歴や年齢、ウイルス感染などの環境要因です。**遺伝要因よりも多くを占めています。まずは、家族の病気を知ることで、おさえておきたい具体的な病名がわかり、将来かかるかも知れない病気リストに挙げておくのです。医師としては、遺伝のリスクも念頭におきながら、一緒に生活をされてきた家族との食生活、例えば塩分は濃い目か薄味なのかなど生活習慣の影響を考慮に入れています。

がんは誰にでも起きうる疾患です。「最新がんの統計」[※1]によりますと、**日本人が一生のうちにがんと診断される確率は、2019年のデータに基づくと男性で65・5%、女性で51・2%です。**しかし、がんの主要な原因は環境要因ですので、自分自身でコントロールできる可能性があるという意識を持ちましょう。日本では希少がんである悪性脳膜中皮腫もアスベストへの暴露が原因となっています。

2023年10月に内閣府により公表された『がん対策に関する世論調査』[※2]にて、日本のがん検診の未受診率は34・9%と報告がありました。

がん検診を受診していない理由には、

・心配なときはいつでも医療機関を受診できるから(23・9%)
・費用がかかり、経済的にも負担になるから(23・2%)
・受ける時間がないから(21・2%)

が上位3位を占めていました。

症状が出てからでは、がんが進行している可能性がある、ということをもっと多くの方に認識していただく必要があると考えさせられる結果でした。また、経済的な理由を挙げられた方については、まずは市町村などから郵送されてくる「健康診断の申込書(受けられる病院リストも入っている)」などを利用してみることから推奨していかないといけないと思います。

がん細胞は、毎日約5000個も生まれている

『2022年の人口動態統計[※3]（厚生労働省）』によりますと、がんによる年間死亡者数は、大腸がんが約5万3000人、胃がんが約4万人、肺がんが約7万6000人、乳がんが約1万6000人、子宮がん約7000人でした。**厚生労働省は5つのがん検診（大腸がん、胃がん、肺がん、乳がん、子宮頸がん）を推奨しています。「がん検診」は、国がエビデンスを認めています。**がんは自覚症状が現れたときには、すでに進行しているケースが多いことから、がん検診は必ず受けておきましょう。

ヒトの体の細胞数は、37兆個とも60兆個ともいわれています。1㎜のがんは1000万個のがん細胞の塊です。健診で見つけられるがんのサイズは1㎝からです。最新の3DCT検査、MRI検査、そしてPET検査をもってしてもほぼ同様です。1㎝のがんは約1g。この1㎝のがんにはいくつがん細胞があると思いますか。なんと約10億個です。画像でやっと見つかるこのサイズは、現在の時点では、まだ早期がんとされています。**1つのがん細胞が1㎝サイズのがんになるまでに10年から20年ほどかけて30回の細胞分裂が必要です。**例えば、乳がんも1㎝サイズになるまで10～15年かかるとされています。

正常な細胞は分裂の回数が決まっていて、生涯約60回の細胞分裂を繰り返した後は分裂しませんが、がん細胞は無限に増えることができてしまいます。

1㎝になるまではかなりの時間を要してきたがんですが、**1㎝のがんが2㎝になるには、1年から2年しかかかりません。**1回の分裂で2倍になる計算なので、1㎝のがんには10億個（細胞分裂30回）ですから、あと3回分裂（細胞分裂33回目）しただけで80億個（約2㎝相当）に、さらに3回分裂（細胞分裂36回目）してしまうと640億個（約4㎝相当）のがんが形成されてしまうのです。計40回の細胞分裂で約10㎝の塊になり、これは1kgに相当します。

1㎝未満のがんは検査しても発見が困難ですので、人間ドックを1～2年ごとに受け続けておくことが、早期がんの状態で発見するコツなのです。ただし腫瘍がまだ小さい、早い時期から転移や周囲の組織への浸潤を起こすタイプのがんもあるため、どれくらいの期間、検査間隔を空けても大丈夫かという明確な答えは、誰も持ち合わせていないのが現実です。

健康な人でもがん細胞は毎日約5000個誕生していますが、免疫細胞によって退治されています。しかし、免疫細胞の網の目をくぐり抜けてしまうと、腫瘍が形成されていきます。

早期がんの状態で発見できる期間は1～2年と短いので、タイミングを逃さないようにしましょう。

がんの原因の約3分の2は生活習慣病だった！

国立がん研究センターの研究報告[※4]によると、**日本人男性のがんの約55％（がんの発生については53％、がんによる死亡については57％）、日本人女性のがんの約30％（がんの発生は28％、死亡は30％）は、予防可能な生活習慣や環境要因を原因とする生活習慣病でした。**男女合わせて見てみると、**喫煙と感染によるものがそれぞれ20％前後を占め、その次に飲酒が続きました。**

日本人男性におけるがんリスクの第1位は喫煙で、がん発生の29・7％、がんによる死亡の34・4％を占めていました。第2位は感染によるもので、がん発生には22・8％、がんによる死亡には23・2％が関与しています。第3位は飲酒によるもので、がん発生には9％、がんによる死亡には8・6％が関与しています。

一方、日本人女性におけるがんリスクの第1位は、感染によるもので、がん発生の17・5％、がんによる死亡の19・4％を占めていました。第2位は喫煙によるもので、がん発生には5％、がんによる死亡には6・2％が関与しています。第3位は男性と同様、飲酒によるもので、がん発生、がんによる死亡ともに2・5％が関与しています。

喫煙と感染症はがん細胞誕生のハイリスク

喫煙には、肺がんだけではなく、口腔がん、咽頭がん、喉頭がん、食道がん、胃がん、肝臓がん、膵臓がん、子宮頸がん、膀胱がんなどの発症リスクがあります。副流煙にも多くの発がん性物質が含まれていますので受動喫煙にも注意が必要です。

厚生労働省の研究結果[※5]では、加熱式たばこの煙にも、紙巻たばこ同等の量のニコチンを含む製品もあり、アセトアルデヒドやホルムアルデヒド、ニトロソアミンなどの発がん性物質が、紙巻きたばこの10数%〜25%ではありますが、やはり含まれています。研究が十分に行われていないため、現時点で健康への長期的な影響について予測することは難しい状況であるというのが、現在、申し上げられる事実ですが、リスク回避できる生活習慣であることを知って行動を起こしましょう。

感染症についてですが、日本人の胃がんの約90%以上はピロリ菌感染によるもの、肝臓がんの約80%がB型肝炎ウイルスやC型肝炎ウイルスによる持続感染、子宮頸がんの95%以上が性交渉によるヒトパピローマウイルス（HPV）感染が原因であることがわかっています。ピロリ菌感染率については、日本人の50代以上の人では40%程度、40歳代では20%程度の感染率ですが、19歳以下では5〜10％前後です。[※6] ピロリ菌がいることがわかったら放置せずに消化器内科を受診して除菌の相談をしましょう。

アルコール大好きな人が警戒すべきがん

お酒は好きですか？　営業や接待で会食続きの方々もいると思います。人間ドックの問診時に「仕事の付き合いで1年に380回飲んでいる」、と答えた方もいました。アルコールについて、世界保健機関（WHO）は、**飲酒は口腔がん、咽頭がん、喉頭がん、食道がん（扁平上皮がん）、肝臓がん、大腸がん、女性の乳がんの発症リスクである**と報告しています。

2017年に米国臨床腫瘍学会（ASCO）が出した声明[※7]によると、飲酒しない人を1とした場合、大量飲酒者（1日あたりアルコール50g以上、つまり日本酒であれば2・5合以上、ビールであれば1・5リットル以上を飲む人）の口腔がん・咽頭がんの発生リスクはなんと5・13倍、食道扁平上皮がん4・95倍、喉頭がん2・65倍、肝臓がん2・07倍、女性の乳がん1・61倍、大腸がん1・44倍とのことでした。

「フラッシャー」という言葉を聞いたことはありますか？　少量のお酒を飲んで顔などの毛細血管が拡張して赤くなる人のことをいいます。**このような方は食道がんのリスクが高いので、**

一度も胃カメラを受けたことがない場合には、まず受けて頂きたいと思います。アルコールが体内に入ると、肝臓でアセトアルデヒドという物質に分解されます。この物質はＡＬＤＨ（アルデヒド脱水素酵素）という分解酵素によって酢酸に代謝されるのですが、この分解酵素（特にＡＬＤＨ２）の活性が弱い人（日本人の約４割）は、いつまでもアセトアルデヒドが体内をさまようことになります。アセトアルデヒドは血管を拡張させるため顔や身体が赤くなり、頭痛や吐き気、脈が速くなったり眠くなったり、２日酔いの原因になります。ＤＮＡやたんぱく質と結合しやすい性質を持っている発がん性物質なのです。

飲酒で、口腔がん、咽頭がん、喉頭がん、食道がんが増える原因として、口腔内の常在細菌（口腔レンサ球菌属、及び口腔ナイセリア属）がアルコールからアセトアルデヒドを産生すること[※8]、直接アルコールが粘膜を刺激して障害を起こすことによってアセトアルデヒドなどの発がん性物質が粘膜に浸透しやすくなること、血中からはアセトアルデヒドが攻撃してくることなどが考えられています。また、このアセトアルデヒドは、たばこの煙にも含まれています。

統計上、食道がんは喫煙とも関係があるのですが、飲酒される方は喫煙もされるケースがあるためとも考えられています。**食道がんは40歳代後半から増加しますので、40歳になったら毎年、胃カメラ検査を受けられることをお勧めします。**

運動不足もがんリスク増加。ピロリ菌とは共存しない！

運動不足もがんのリスクを上昇させます。「国立がん研究センターの報告[※9]」によりますと、50〜74歳の約3万3千人の日本人男女を対象とした研究[※10]で、仕事中の座っている時間が長いほど、男性では膵臓がんのリスクが、女性では肺がんのリスクが、統計学的に有意に上昇しました。また、統計学的な有意差は出ませんでしたが、仕事中の座っている時間が長いほど、がん全体の罹患リスクが高くなる傾向がみられたのです。女性のこの結果は、職場での受動喫煙の影響も否定できないとのことです。

運動不足だと、インスリン抵抗性や慢性炎症が亢進するためにがんのリスクが上昇してしまうのです。また、太ももなどの大きな筋肉を動かすと分泌されるマイオカインに、大腸がん予防効果があるとの報告[※11]もあります。

胃がんの主な原因であるピロリ菌感染については、出生年別に感染率を見てみると1950年以前では40％以上あるのに対して、1970年代では20％、1980年代では12％と、若い人ほど低下傾向[※12]にあります。**日本で、ピロリ菌に感染している人の胃がんリスクは、感染していない人の15倍[※13]以上で、海外では20倍[※14]以上**と報告されています。

一度も検査をされたことがない方は、胃がんを予防できる大きなチャンスなので早めに検査を受けましょう。また、ピロリ菌に感染していると、年間約2〜3％の確率で胃潰瘍や十二指腸潰瘍になり、年間約0・4％の確率で胃がんが発生します。メタ解析では、除菌することにより胃がんリスクを34％低下させたとの報告[※15]があります。除菌することで、胃がん発生リスクを3〜4割減らせますが、ゼロにはできていないということでもあります。

胃がんの予防効果は、ピロリ菌除菌療法後10年以上持続しますが、それ以降でもがんが発生する可能性が残っていることに注意する必要[※16]がありますので、除菌後も安心せずに引き続き、毎年、胃カメラを受けましょう。また私は、除菌後も毎年の胃カメラ検査を推奨しています。

40歳を超えたら直接、大腸の中を覗いてもらおう！

「2019年全国がん登録」によると、**日本における臓器別での大腸がん罹患数は、男女共に第2位で、死亡者数は、『2021年人口動態統計』によると男性が3位、女性が1位となっています。**大腸がんは若干ですが増加傾向にあります。[※17]

大腸がんの発生機序のほとんどは、腺腫（アデノーマ）の一部にがんが生じることといわれています。このため、腺腫の段階で切除してしまえば、がんの発生を予防できるのです。大腸腺腫を内視鏡的に摘除することで、大腸がん罹患率および死亡率が減少することが米国『National

Polyp Study』によって証明されており、さらに大腸腺腫を内視鏡的に切除した患者さんを23年間追跡調査した研究結果では、一般集団に比べて大腸がん死亡率が53％減少したことが報告[※18]されています。下部消化管内視鏡検査（大腸カメラ）は、積極的に行われるようになってからの歴史が浅く、現時点ではランダム化比較試験（ＲＣＴ）などの前向き検証によるエビデンス[※19]は国内外で進行中ですが、２０１３年の症例対照研究では、大腸カメラにより進行がん罹患率が59％減少したという報告や、２０１８年の症例対照研究では、**大腸カメラにより、大腸がんの死亡率は67％減少した**などの報告[※20]があります。

一方、毎年、大腸がん検診（検便による便潜血検査）を受けることで、大腸がんによって死亡する確率を60％減らすことができるという調査報告[※21]があります。しかし、日本人40～69歳の方の大腸がん検診（便潜血検査）の受診率は、男性で49・1％、女性で42・8％に留まっており、半数以上の方は検便でさえ行なえていないのが現実[※22]です。また一方で、便潜血検査が陰性であったにも関わらず、進行大腸がんが発見される症例[※23]も散見されています。**便潜血検査が陰性になっていたにも関わらず、進行した大腸がんになっていたケースは女性に多い傾向があり、上行結腸と盲腸というお腹の右側の大腸に多かった**との報告[※24]があります。

このように便潜血が陰性となる大腸がんが右側に多いのは、腸内に出血した赤血球中ヘモグロビンの便検査で反応する部分が、便秘などの影響で排便までの長い時間、腸内細菌や腸液の作用で破壊されるために、検査では反応しないのではないかと考えられています。[※25]また、上行結腸や盲腸など、小腸近くの便はまだ水分が多くて柔らかく、その付近にある大腸がんが擦られないために出血しない、あるいは、大腸がんの形状が平坦だったりサイズの小さいがんでは出血が起こりにくいということも影響しているようです。がんがあるのに便潜血が陰性になってしまう「偽陰性」は、がん症例の36・3％も占めていて、そのうち25％は進行がんだったとの報告[※26]があります。がんがあっても3割は便潜血反応が陰性になってしまうことがあり、見落としのリスクがあるのです。かといって、便秘のために検便を未提出で済ませてしまうのは絶対にやめましょう。大腸がんを少しでも見つけられるチャンスを逃してしまいます。ちなみに検便は1日よりも2日に分けてそれぞれの日の便を提出（合計2回分）した方が精度は上がります。

もし、排便後にトイレットペーパーに血が付いていたり、便器が赤く染まるような場合には早めに消化器内科を受診して大腸カメラを受けましょう。「痔だから大丈夫と思っていたら、実はがんだった」ということがないように気をつけたいものです。

大腸カメラが困難な場合には、大腸CT検査[※27]という方法もあります。大腸CT検査は、大腸腫瘍に対する診断精度が大腸カメラと比べて遜色なく良好であることが、国内外の大規模臨床試験で明らかになっています。[※28]この検査は、前日の下剤と検査食、少量のバリウムの摂取は必要ですが、検査当日の大腸カメラのような大量の下剤は不要です。検査は、CT室で肛門から少しだけ管を挿入して炭酸ガスを注入し大腸を膨らませ、仰向けとうつ伏せでCTを撮影し、仮想内視鏡技術を用いて大腸を動画で観察する方法です。受けられる医療機関は限られていますので病院やクリニックのホームページで確認しましょう。

大腸カメラで発見されたすべてのポリープを切除した場合、何年後に次の検査をすべきなのかということについて以前はエビデンスがなかったのですが、最近の日本で実施された「Japan Polyp Study」という多施設共同無作為化試験では、早くて3年後でよいという結果でした[※29]。ただ、3年間の観察期間中に1・9％の大腸がんや10㎜以上の大きい腺腫（Advanced neoplasia）を認めましたので、やはり心配な方は、任意型検診である人間ドックを受診し、3年を待たずに1年後に大腸カメラあるいは大腸CT検査でしっかり検査を受けることは、私個人の意見としてお勧めしています。ただし、中には毎年のように腺腫ができて切除を繰り返す方もいらっしゃるので、そういう方には毎年の大腸カメラを私は推奨しています。

ここで、注意しておきたいことがあります。検診で便潜血が陽性だった場合に、クリニックを受診して便潜血検査を再検する施設がありますが、これはまったくのナンセンスです。**2日間の便潜血で1日でも陽性が出たら、必ず大腸カメラを受けるようにしましょう。便潜血検査（2日法）を繰り返す再検査はかえって偽陰性が増えてしまうのです。**診断精度が70％だとすると1回目の検査の精度70％×再検査の精度70％＝49％に診断精度が落ちる、ということで意味

がなくなるのです。[※30]

前立腺がん増加中! 先制医療はMRI

前立腺がんは、主に60歳以上の方に多くみられ、高齢化や動物性脂肪の摂取量の増加に伴い、またPSA検査の普及もあって発見率が高くなり、最近、非常に増加しています。PSAは前立腺特異抗原といわれ、前立腺がんを早期発見するための最も有用な検査となっています。**前立腺にがんや炎症が起きて前立腺組織が壊れると、PSAが血液中に漏れ出し血中濃度が増加します**。そのため、血液検査でPSA値を調べることによって前立腺がんの可能性を調べることができるわけです。

健診では一般的に、PSAは一律4・0ng/mL以下が基準値とされています。4・0~10・0ng/mL未満の方からは25%~30%の確率で、10・0ng/mL以上で50~80%の確率で前立腺がんが発見されます。先制医療を心掛けている医療現場では、4・0ng/mL以下でも注意を払っています。具体的に数字を見ていきましょう。前立腺がん診療ガイドライン2016年版[※31]によりますと、年齢階層別PSA基準値は、

・50〜64歳　0・0〜3・0ng／mL
・65〜69歳　0・0〜3・5ng／mL
・70歳以上　0・0〜4・0ng／mL

とされています。これらを基準値と考えて、これよりも高い数値の方に精密検査を検討すると、前立腺がんの早期発見に大きく貢献することができます。発見される前立腺癌の10％前後は診断時に骨転移を伴っているとの報告[※32]があります。実際、私もこの感覚で精密検査をお勧めし、**骨盤ＭＲＩ検査を追加したことで、数多くの患者さんの超早期発見につなげることができています。**

当クリニックで健康番組の取材時に、人間ドックを予定されていた宮本亞門さんを問診した際に、前立腺のＭＲＩ検査（骨盤ＭＲＩ検査）を追加されることをご提案したところ、前立腺がんの早期発見・治療につなげることができました。

ここに示した年齢ごとの数値以上の場合には、泌尿器科で相談されるか、あるいはＭＲＩを持っている病院やクリニックで骨盤ＭＲＩ検査（前立腺のＭＲＩ検査）を受けてみることをお勧めします。しかしながら一方で、**ＰＳＡ値が高いからといって必ずしも前立腺がんがあるわけではありません。**ＰＳＡ値は、前立腺肥大症や前立腺の炎症などの良性疾患でも高くなることがあります。必ず、泌尿器科専門医との相談が大切です。ただし、家族歴に前立腺がんの方がいる場合には、リスクが高いので注意が必要です。**前立腺がんの家族歴は、罹患リスクを約2・4～5・6倍に高めることが知られています。**※33

医療現場では、PSA値がやや高くても「きっと前立腺肥大でしょう」で終わってしまうことが多いと思います。高齢であればなおさらそう言われる傾向にあります。つまり、それ以上の検査はせずに経過観察となってしまうのです。高齢者の前立腺がんは成長スピードが遅いということも影響しているかもしれません。見つけなくてもよかったがんを見つけた、と人間ドックのデメリットとして挙げられる部分でもあります。しかし、年齢に関係なくがんがあるかどうかは各個人で受け止め方も異なっており、早期に見つかれば予後はよいですが、私はターミナルケアで前立腺がんの患者さんの往診をした経験もあり、統計で考える医療者側と、人間ドックを受けられる方や末期がん患者さんとの間には感覚のずれがあるのを感じています。先制医療はその溝を埋めるべく攻めていきます。

人間ドックを受ける方々は早期発見を求めています。お忙しいなか時間を作ってお越しになられるのですから、絶対に期待にお応えしたいと考えて接するように心掛けています。

油断大敵！　肝炎ウイルスは消えた後でもがんを発生させる

日本でＢ型肝炎ウイルスに感染している方は、約１１０万人～１２０万人いると推定されており、[※34] **肝臓がんの原因の13・３％が、Ｂ型肝炎ウイルスによるものです。**[※35] 現在、日本におけるＢ型肝炎ウイルスの感染率は約１％で、１９８６年に開始された「母子感染防止事業」による出生児に対するワクチンおよび免疫グロブリン投与により、いまでは母子感染による新たなＢ型肝炎ウイルスキャリアの発生は阻止されてきましたが、**性交渉によるＢ型急性肝炎の発症数は減少していません。** 健診や人間ドックの採血結果で「ＨＢｓ抗原陽性」という結果が出ている方は、現在Ｂ型肝炎ウイルスに感染していることを示しています。「ＨＢｓ抗原陽性」にも関わらず、これまで一度もＢ型肝炎について調べたことがないという方は、必ず消化器内科を受診して現在のＢ型肝炎ウイルスＤＮＡ量や肝機能（ＡＬＴ値が上昇していないか）を調べたり、腹部超音波検査を受けられておくことをお勧めします。Ｂ型肝炎ウイルスキャリアであっても、定期的な肝機能検査や腹部超音波検査での経過観察はとても大事です。

また、**日本でＣ型肝炎ウイルスに感染している方は90～１３０万人程度と推定されています。**[※34]

肝臓がんの原因の45・6％はC型肝炎ウイルスです。[※35] 肝臓がんによる死亡の3分の2はC型肝炎ウイルスの感染が原因と考えられています。昔はインターフェロンによる注射治療を中心に行なっていましたが、**現在は内服できる直接作用型抗ウイルス薬の登場により、治療の幅が広がっており、95％以上の患者でウイルスを完全に排除できるようになりました。**[※36]

人間ドックで「HCV抗体陽性」となっている方は、国の助成制度もありますので、放置せず、必ず肝臓専門医のいる消化器内科を受診して治療を行い、肝臓がんのリスクを抑えましょう。

しかし、**ウイルスを排除できても発がんの可能性（3・3〜8・0年の平均観察期間で0・9〜4・2％に発癌を認めている）**[※37] **はありますので、人間ドックを含めて定期的な肝機能検査と腹部超音波検査は継続しましょう。**

「暗黒の臓器」にできる膵臓がんはMRIであぶり出す

膵臓は、胃の後ろにある長さ15〜20㎝、厚み2㎝ほどの淡黄色で柔らかい、左右に細長い臓器で、肝臓が「沈黙の臓器」といわれるのに対して、膵臓は「暗黒の臓器」と呼ばれています。では、なぜ「暗黒」といわれているのでしょうか。それは次のとおりです。

① **膵臓がんは自覚症状を感じづらく、早期発見が難しい。**

②　がんの大きさが微小なため、画像検査などで発見しづらい。
③　診断がついた段階で、手術可能なケースは20％程度と低い。
④　化学療法は進歩しているが、他部位のがんと比較すると5年生存率は、圧倒的に低い。
（※2009～2011年は、胃がん66・6％、肺がん34・9％、大腸がん71・4％、食道がん41・5％、肝臓がん35・8％ですが、膵臓がんは8・5％でした[※38]）。

日本では2013年以降、毎年3万人以上の方が膵臓がんで亡くなり、2020年は3万7677人（男性1万8880人、女性1万8797人）の方が亡くなられています。2019年に膵臓がんと診断された方は4万3865人（男性2万2285人、女性2万1579人）で[※38]、罹患者数（膵臓がんにかかった人の数）と死亡者数がほぼ同じことから、**膵臓がんは「難治性がん」の代表となっています。**

膵臓がんの患者さんの受診理由としては、以下のような症状が挙げられます。胃のあたりや背中が重苦しい、なんとなくお腹の調子がよくない、食欲がない、体重減少、黄疸（身体や白目が黄色くなる）、尿の色が濃いといったものです。しかし、特に早期の膵臓がんに特徴的な症状はなく、進行してきた時に前記の症状などが起きてくるのですが、せっかく内科を受診しても胃腸炎として対処されてしまうこともあるのです。腹部超音波検査や腹部MRI検査

（ＭＲＣＰ：ＭＲ胆管膵管撮影）などの画像検査をしない限りは、早期の発見は難しいのです。また、急な糖尿病の発症や悪化がみられることがあり、これがきっかけで膵臓がんを見つけられることがありますが、画像検査をしないと見つけられません。

がんの中で膵臓がんの生存率が最も低いのですが、実は大きさ１㎝以下の膵臓がんの５年生存率は80・４％なのです。しかし、大きさ１－２㎝の膵臓がんの５年生存率は50％と、サイズが大きくなりステージが進むにつれて生存率が著しく低下するのが特徴で、膵臓がんの生存率が低いというのは、発見された時にすでにステージが進行しているからなのです。

膵臓がんリスクとしては、家族性膵がん（親、兄弟姉妹、子に2人以上の膵臓がん患者）6・79倍、糖尿病1・94倍、肥満（20歳代にBMIが30kg/m2以上）の男性で3・5倍、慢性膵炎（診断から4年以内）14・6倍（5年以降だと4・8倍）、分枝型IPMNでは年間1・1〜2・5%、喫煙1・68倍、飲酒（3ドリンク以上）1・22倍[※39]です。

では、ここで登場したＩＰＭＮ（膵管内乳頭粘液性腫瘍）についてご説明します。これは人間ドックでＭＲＣＰ検査を行なうことでしばしば偶然発見されます。ＩＰＭＮは膵臓がんの前がん病変として慎重な経過観察を行なうことが推奨されており、そのものが癌化するだけではなく、膵管がんを併存することがあるので慎重な経過観察が必要[※40]とされているのです。

ＩＰＭＮは、膵管（膵臓の中にある膵液が流れる管）の中で粘液を作る腫瘍が発生し乳頭状（盛り上がる形）に増殖して、溜まった粘液によって膵管が拡張したり膵のう胞ができる疾患です。良性から悪性までさまざまな段階で見つかりますが、小さいと超音波検査では見つけにくく人間ドックではMRCP検査で見つけることができます。遺伝子変異で生じ、10年〜15年で癌化するといわれていますが、生涯無症状で過ごす方もいます。IPMNを初めて認めた場合、いつからIPMNが生じていたかが不明のため定期的な経過観察が必要となるのです。

MRCP検査は、このIPMN以外に、膵管の拡張という膵臓がんの早期発見のきっかけとなる所見や、胆嚢がん、胆管がんの早期発見にも役立つので、40歳を越えたらぜひ一度は受けてほしい検査です。

膵臓がんを予防するには、禁煙、節酒、肥満の改善、糖尿病の予防や適正な血糖コントロール、家族歴がある方は定期的な膵臓の画像検査（腹部超音波検査、MRCP検査など）や血液検査を行なうことが重要です。

胆のうの壁は厚くなっていませんか？

「胆のう」って、どこにあるかわかりますか？　右の上腹部のあばら骨の裏あたりにあります。

胆のうは、肝臓で作られた消化液の一種である胆汁を、一時的に50〜60 mlほど蓄えて濃縮するための袋状の臓器です。食事を摂ると、胆汁が十二指腸内に押し出されて脂肪を吸収しやすくしてくれます。自身の人間ドックの結果帳票を開き、腹部超音波検査の欄を見てみましょう。「胆のう腺筋腫症《せんきんしゅしょう》疑い」とか「胆のう壁肥厚《へきひこう》あり」などの記載がされているかもしれません。通常、正常所見は「胆囊壁肥厚なし」です。

胆のう腺筋腫症は、健康診断や人間ドックなどの腹部超音波検査で偶然発見されることの多い、胆のうの壁が厚くなる「良性」の疾患です。原因は、今のところ諸説ありますが確定していません。発生頻度は、人間ドック受診者の0・12〜0・49%との報告があります。好発年齢は、40〜60歳代でやや男性に多いです。日本での報告では、人間ドックでの頻度は男性0・43%、女性0・2%でした。この疾患自体の自覚症状はありませんが、胆石の合併などにて症状が出ます。

この疾患で問題になるのは、腹部超音波検査にて「胆囊がん」かどうかの鑑別（区別）が難しいことがあることです。また、**胆のう腺筋腫症と診断されたとしても、中には胆囊がんを合併している例があったり、合併してくる例があるという報告もありますので、慎重に診断や経過観察を行なっていく必要があるの**です。

人間ドックの所見欄で「胆石」とか「脂肪肝」などは目立つうえに、よく知っている病名なので印象に残りやすいと思いますが、「胆のう腺筋腫症」という言葉があっても、何の説明もないうえに、よくわからないので「素通り」してしまうことが多いと思います。

この疾患自体は良性なので、今すぐ心配する必要はありませんが、胆嚢がんになる可能性はゼロとは言い切れないので、長くても1年毎に腹部超音波検査（初めて指摘された場合、程度によっては、半年後に再検査や精密検査をすることがあります）で経過をみていく、あるいは画像が判断困難な場合に担当の医師から出される指示に従って、MRCP検査や、腹部造影CT検査などで経過をみてもらうことを忘れないようにしましょう。このような定期的な検査は、がんの早期発見に必ずや役に立つことになります。また、胆嚢がんの初期は無症状のことが多いです。進行してしまうと、みぞおちの痛みや、食欲低下、吐き気、体重減少、黄疸（血液中のビリルビンが増加する）、白色便（がんが胆管を閉塞することにより、黄色いビリルビンを含む胆汁が十二指腸に流れなくなるために起きる）を自覚するようになり、血液検査では肝機能の悪化や腫瘍マーカー（CEAやCA19－9）が上昇することがあります。**胆嚢がんの早期発見に、人間ドックでは腹部超音波検査とMRCP検査を受けるのはとても有効**です。一方、PET検査については、胆のうがんではFDGが集積しないことがありますので、胆嚢がんの小さな初期病変を発見することは困難な場合があります。

活動すると消える起床時の頭痛を見逃さない

頭痛で悩まされていませんか？　朝起きた時は頭痛があったのに日中は楽になるという方は、

一度検査を受けられた方がよいかもしれません。

脳腫瘍の初期症状として「朝の起床時の頭痛」というのがあります。そのまま活動し始めると痛みが軽快していきます。**これは「頭蓋内圧亢進症状」というもの**です。硬い頭蓋骨の内側はすでに体積が決まっているわけですが、サイズアップしてきた腫瘍が脳を圧迫し脳がむくむことで頭蓋内圧が高まり、横になることでさらに圧力が上昇するため、明け方や起床直後に症状が出やすくなるのです。次第に頭痛の時間が長引き、吐き気や嘔吐、視野の狭窄、物が二重に見える、歩きにくい、などの症状を伴うようになります。

脳腫瘍は頭蓋内の細胞が腫瘍化した「原発性」と、脳以外の部位にできたがん細胞が血液に乗って運ばれ、頭蓋内に転移してきた「転移性」に分けられます。**脳転移をきたしやすいがんは、肺がん（60％）、消化器系がん（15・7％）、乳がん（10・6％）、腎泌尿器系がん（6・4％）などがあります。**[※41] 脳腫瘍については、現在は厚生労働省が指針として定めているがん検診はありません。しかし、CT検査、MRI検査の普及や脳ドックなどで、自覚症状が出ないうちに脳腫瘍が偶然発見されるケースも増えています。

2019年に日本で悪性の脳腫瘍と診断されたのは5849人（小児含む）です。5年生存率（2009年～2011年）は35・6％で、人口あたりの罹患率（人口10万対）は4・6人（男性5・1人、女性4・2人）となっています。[※42]

現在までのところ脳腫瘍の原因は「遺伝子の変異」としかいえません。発生要因はほとんど明らかになっておらず、予防法もありません。最も悪性である膠芽腫《こうがしゅ》の5年生存率は10％程度、平均余命は1年半といわれます。しかし、**脳腫瘍は早期に発見できれば治療もしやすくなり、完治すれば普通の生活に戻ることができます。**慢性的な頭痛を「いつもの頭痛だな」と決めつけず、早めに脳神経外科を受診しておくことが大切です。何も症状がなくても、脳ドックで頭部MRI検査を受けておくことで早期発見につなげることが可能となるのです。

甲状腺がんは、偶然見つかる。いや、見つけに行く

人間ドックで、偶然見つかる腫瘍の1つに甲状腺がんがあります。甲状腺は喉仏のすぐ下に位置していますので、頸動脈超音波検査や胸部CT検査を行った際に、画像の範囲内に写り込んでくるのです。日本の論文をまとめた報告[※43]があり、乳がん検診などの集団検診や人間ドックで、偶然発見された甲状腺腫瘤（良性・悪性を含む）の論文を集積したところ、超音波検査による甲状腺腫瘤の発見率は6・9〜31・6％、甲状腺がんの発見率は0・1〜1・5％であり、超音波検査で発見された甲状腺結節における甲状腺がんの頻度は2・6〜8・3％でした。

甲状腺は左右の頸動脈のすぐ内側にあるので、人間ドックで頸動脈超音波検査をすることで

甲状腺の病変を偶然発見することに繋がり、これは甲状腺が腫れたなどの自覚症状が出てから検査した場合と比べてより早期に発見できている、との報告[※44]もあります。甲状腺がんは、基本的に進行は緩徐ですが、まれに成長の速い悪性度の高いがんであることがあります。甲状腺がんにはいくつか種類があり、それぞれ予後が異なります。**偶然見つかった甲状腺腫瘤が要精査項目（精密検査を受けてくださいという項目）に入っていた場合には、放置せずに甲状腺専門医を受診しましょう。**

人間ドックで甲状腺を調べてほしい時は、甲状腺超音波検査をオプションで追加されるとよいでしょう。

ＰＥＴ検査はがんの早期発見には向いていない

「全身を一気に調べられるから小さな早期がんも見つけられる」と思ってＰＥＴ検査を受けようとされていませんか？　本来、ＰＥＴ検査は、がん治療の際のがんの病巣の広がりや転移、再発を調べるための検査です。**がん細胞がブドウ糖を極端に取り込む性質を利用してがんを見つけ出そうとする検査です。実はここに落とし穴（ピットホール）が隠れています。**

早期がんはブドウ糖の取り込みが少ないので検出がとても難しく、早期胃がんや早期食道がんの検出は苦手なため、胃カメラは必要です。早期の肝臓がんも発見が難しく、さらには早期の肺がんもCT検査の方が精度は高いのです。がんのサイズも8㎜以上でないと検出できません。大腸に関しては、CT検査などですでに判明している大腸がんの病期（ステージ）診断や、腫瘍性病変が良性か悪性かの鑑別に有用とされています[※45]が、やはり早期大腸がんの診断には向いていません。**ガイドライン[※46]でも、早期胃がんと早期大腸がんは見逃されている可能性があり、内視鏡検査の必要性を受診者に説明しておく必要がある、と言及しています。**

PET検査に使用されているFDGという検査薬は、ブドウ糖に放射性物質の目印をつけたもので、ブドウ糖によく似ているので細胞に取り込まれますが、それ以上は代謝されず細胞内に溜まっていきます。PET検査がさらに検出を苦手とするのは、正常でもFDGが集まる臓器のがん、すなわち、ブドウ糖をよく消費する脳や心臓、投与した薬剤が尿として排出される経路に位置する腎臓、尿管、膀胱、前立腺、ブドウ糖を貯蔵する肝臓のがんです。PET検査は万能ではなく部位によって苦手な臓器があること、早期がんを見つけるために用いる検査ではないことは知っておきましょう。

ちなみに、PET検診を受けるとしたら対象者は50歳以上が望ましいとされる一方、検診間隔については、現時点で明らかなエビデンスは確立していません。[※47]PET検診によるがんの発見率やがんによる死亡率の減少効果についても、まだ十分なデータがなく、厚生労働省が推奨するがん検診ではありません。

全身ＭＲＩ検査も、ＰＥＴ同様に苦手な臓器がある

全身ＭＲＩ検査は、２００４年に東海大学医用生体工学科の高原太郎教授らが考案された日本発祥の撮影方法で、一般的に「ＤＷＩＢＳ（ドゥイブス）」とか「全身ＤＷＩ」とも呼ばれます。[※48] ＭＲＩ装置を用いて、頸部〜胸部・腹部・骨盤を一度にまとめて撮影し、がんリスクを調べる検査として、人間ドックの一つの検査法の選択肢として行われています。この検査は本来、前立腺がんの骨転移の検出を目的とした広範囲検査です。[※49]

全身ＭＲＩ検査もＰＥＴ検査同様、全身のがん検出を目的として行なわれていますが、ＰＥＴ検査と異なり被曝することもなく、注射も食事制限も不要で検査時間も短時間で済みます。ＭＲＩは、強力な磁石と電波を使って磁場を発生させ身体の内部を画像化します。がんは細胞密度が高く、細胞同士の間隔が狭いため間を流れる水の動きが遅くなります。一方、正常な細胞は細胞同士の間隔が広いために水の動きが速いのです。この細胞間の水の動きを利用してがんを描出しています。この検査はＰＥＴで使用しているＦＤＧという検査薬を使わない分、ＰＥＴ検査と比べて、ＦＤＧの排泄経路にある臓器にできるがん（腎がん、尿管がん、膀胱がん）の検出に優れていますが、肺がんの前がん状態であるすりガラス結節、早期胃がん

は苦手とします。

全身ＭＲＩ検査は、炎症部位も正常部位の一部（リンパ節、精巣、脾臓）なども白く光るので、異常部位がすぐ、がん、というわけではありません。ＰＥＴ検査も全身ＭＲＩ検査も、それぞれにがんの検出が不得意な部位がありますので、受診予定の医療機関に前もって確認されることをお勧めします。また、ＭＲＩ検査なので心臓ペースメーカーが入っている方は検査ができず（人間ドック専門病院ではＭＲＩ対応ペースメーカーであっても設定変更などが必要なため検査が不可なことが多い）、脳動脈クリップなどの体内金属が入っている方は検査ができない場合があります。また大きな入れ墨があるとやけどの可能性があるため検査ができない場合があったり、閉所恐怖症の方は受けられない場合がありますので医療機関にご相談ください。

突然死を防ぐ第1歩。心電図検査の結果をスルーしない

ここまでは、がんについてみてきました。胃がんや大腸がん、前立腺がんなどのようながんは比較的ゆっくり進行する病気です。それに対して**突然死の原因となる疾患には、心筋梗塞のような虚血性心疾患《きょけつせいしんしっかん》・心筋症・致死性不整脈などによる心臓突然死や、脳血管障害（脳梗塞、脳出血、クモ膜下出血）、胸部・腹部大動脈瘤破裂、急性大動脈解離《かいり》などがあります。**

致死性不整脈は、心臓の下側の部屋である心室から出る心室細動《しんしつさいどう》が多く、これは突然起こり、何も施さないと数分で死に至る危険な不整脈です。脈拍が1分間に200以上の異常な速さとなり、心臓がまるで痙攣したような状態になるので、有効な血液量を心臓から脳や全身に送り出すことができなくなって失神し、心停止に至ります。

心室細動を起こす疾患には、生まれつき心臓の電気信号の伝わり方に異常を認める「ブルガダ症候群」や「先天性QT延長症候群」という遺伝性疾患があります。

ブルガダ症候群には大きく分けて2つのタイプがあり、よりリスクの高いコーブド型（タイプ1）といわれる、心電図所見で特徴的なST上昇所見を認める確率は、日本の成人では0・1〜0・3％[※50]で、もう1つのタイプであるサドルバック型（タイプ2・タイプ3）といわれるST上昇の有所見率は0・7％[※51]と報告されています。

ブルガダ症候群は、通常の心電図で少し怪しいかなという所見があると、「ブルガダ症候群疑い」と書かれます。検査技師のレベルが高ければ、胸に貼った電極をいつもより少し頭の方に貼り替えることによってその怪しい変化が目立つようになり、診断につながります。

また、先天性QT延長症候群の有病率はイタリアの報告では5％[※52]、日本の報告では0・09％[※53]です。これらの疾患を持っている方で失神を起こしたことがある場合や、血縁者に突然死の方がいる場合は、早急な対応が必要で、精密検査のうえ植込み型除細動器《じょさいどう》（ICD）による治療を行います。

人間ドックや健康診断で自身の心電図の所見に何と記載されているのかを確認する習慣をつけておきましょう。

心電図検査や心臓超音波検査は万能ではない

潜在する心臓病を早めに発見しておくこと、それこそが突然死を回避する方法のひとつです。

心臓は1日10万回動く働き者です。私たちが寝ている間も休まず頑張って働いてくれています。

私は人間ドックの結果説明の際には、必ず動画で「あなたの心臓ですよ」という感じで、心臓超音波の検査画像を提示して、一生懸命動いている弁の動きや壁の動きなどをご覧いただくように心掛けています。初めて自分自身の心臓をご覧になるので、皆さん感激していただけています。なかには自身の心臓に感謝の気持ちを抱かれる方もいらっしゃいますので、一緒に感動し、そのたびに私も自分の心臓に感謝の気持ちを抱きます。自身の身体に感謝の気持ちを持つことが、健康維持への大切な一歩なのだと感じる瞬間です。

心電図検査では、まず先天的な電気信号の異常はわかりますが、胸痛などの症状が出ていない状態では心筋梗塞の予兆を捉えることが困難なことがあるのです。私たちは心電図で「ST変化」というものを重視しています。急を要するかどうかは、まずここを見ています。心臓の血のめぐりが悪くなってきている兆候として、この変化が現れてくることがあるのです。**人間ドック結果で「ST変化」とか「ST低下」と書かれていて、「要精密検査」と書いてあったらけっして放置はしないで早めに検査を受けるようにしましょう。**胸痛があったらすぐに循環器内科を受診しましょう。

また、心臓超音波検査では壁や弁の動きをチェックすることで、心電図ではわからない心不全を起こすリスクを評価しています。しかし、心臓を養っている血管については、完全に詰まっていたりほぼ詰まりそうな状態でない限り、超音波検査では評価できません。それぞれの検査には得手不得手があります。万能ではないことを知っておくことが大事で、心電図や心臓超音波検査だけ施行して心臓ドックを行なった気分でいると、突然、足をすくわれてしまうこともあります。心臓ドックというからには、心臓の血管まで評価して、はじめて安心できるのです。

冠動脈まで調べる心臓ドックでないと意味がない

心臓自体も血液がないと動けません。心臓から出てすぐの大動脈の付け根から心臓の表面を這うように左右に1本ずつ血管が走り、左はさらに前後2本に分かれることにより、合計3本の血管で養われています。これら3本の血管は、心臓の表面を冠《かんむり》のような形でおおっているため「冠動脈」といいます（図1）。この冠動脈の状態を把握するのが心臓ドックです。

ただ、心臓ドックといっても医療機関によっては検査内容が異なります。**冠動脈の石灰化の程度を把握することで心筋梗塞などのリスクを評価する「石灰化（カルシウム）スコア**[※54]**（Agatston score）というCT検査があります。**動脈硬化が進んでいるところにはカルシウムが沈着しやすく、CT検査で冠動脈の一部が白く写ってくるのでそれを数値化するものです。数値（スコア）が高いほど冠動脈疾患発症の可能性が高くなり[※55]、無症状の患者においても石灰化スコアが高くなるほど長期の生存率が低下することが判明[※56]しています。

日本人では、石灰化スコアが65を超えると「心疾患のリスクが高くなる」と報告[※57]されています。欧米人では、石灰化スコアが100以上あると、冠動脈に狭窄がある確率が高く、400を超えていると、動脈硬化が強く、狭心症や心筋梗塞を起こす危険性が高いという報告[※58]があり、人間ドックではこれを指標に評価をしています。ところが、この検査にもピットフォール（落とし穴）があります。**まだ40代の方でLDLコレステロールが高い方では、石灰化までたどり着かない柔らかいプラークができていることがあり、この石灰化スコアではリスク評価をくぐり抜けてしまうケースがある**のです。

私はあくまでも石灰化スコアは目安にはしていますが、経験上、過信はしないようにしています。まだ石灰化スコアが低い値であっても、LDLコレステロールが高い方に心臓造影CT検査を施行したところ、石灰化を起こしていた冠動脈とは別の血管の動脈硬化が進んでいて心筋梗塞を起こす直前だった、という怖い経験を数件経験しております。これらの経験は、

図1　心臓には3本の動脈があり、その内側が狭くなると胸痛が起きる

心臓自体も血液がないと動けません。大動脈の付け根から心臓の表面を這うように左右に1本ずつ血管が走り、左はさらに前後に分岐しています。心臓は合計3本の血管で養われています。心臓の表面を冠のように覆っているので「冠動脈」といいます。

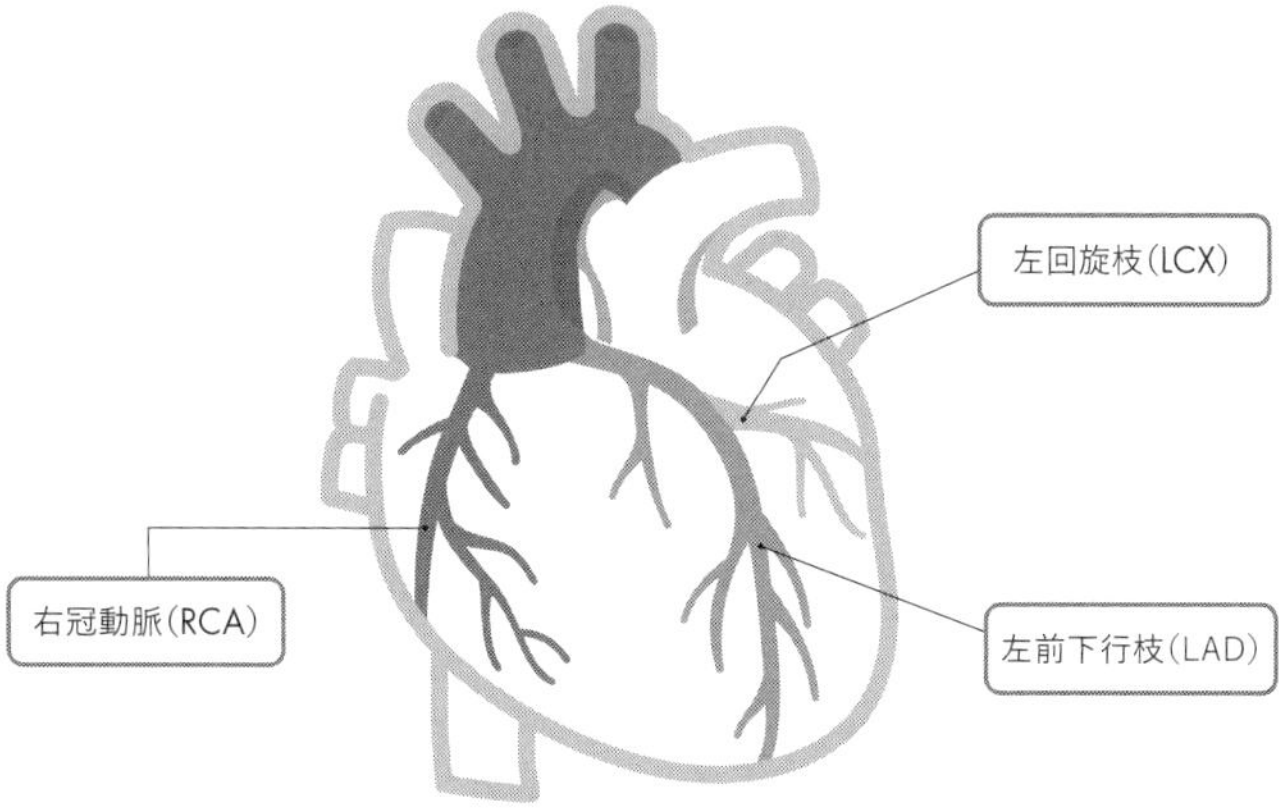

心筋梗塞を起こす危険因子（高血圧、脂質異常症、糖尿病、喫煙歴、心臓病の家族歴、男性、閉経後の女性、高尿酸血症、加齢、肥満）を持っている方で、血管造影剤を使うリスクがない方であれば検査を考慮していこうと思う、私の動機づけとなっています。**これこそが個別化先制医療なのだと思います。**ただ過剰診療にはならないように日々気をつけながら対応するようにも心掛けています。心筋梗塞はいくつもの要因が重なって起きますので、心臓ドックを受ける際には医師との面談がとても大切となります。

さらに詳しく心臓の状態を調べるのであれば、心臓ＭＲＩ検査や前述の心臓造影ＣＴ検査という方法があります。心臓ＭＲＩ検査では冠動脈の狭窄を評価したり、さらに造影剤を使用すれば心臓の筋肉の状態を把握することができ

ます。しかし、体重が100kgを超えていたり、検査中に寝てしまったり、不整脈が出ていたりすると、画質が悪くなります。閉所恐怖症がある方はこの検査は困難でしょう。

心臓MRI検査による冠動脈評価は、放射線を使用しないので被曝しないこと、造影剤を使用しないのでアレルギー（アナフィラキシーショック）の心配がないこと、造影剤による腎機能障害のリスクを回避できるという点などで造影CT検査よりは使いやすい検査法ということになります。しかし、**やはり冠動脈の状態をより明確に診断できるのは、造影剤を静脈注射して検査する心臓造影CT検査です。**ただ、この検査にも注意すべき点があり、糖尿病の治療をしている方では、「メトホルミン」を代表とする、検査前後で一旦内服を止めないといけない薬があったり、気管支喘息の方にはアナフィラキシーショックを起こす可能性もあり、クリニックレベルでは検査しづらい、造影剤アレルギーがある方には使用できない（あるいはアレルギーを起こした造影剤の名前がわかっていれば、造影剤を違う種類にする）、腎機能が悪い方には造影剤を使いづらい（腎機能障害の程度によっては使用できない）など、多数の制限があり、心臓ドックとして造影剤を使ってくれる医療機関が少ないのも事実です。

人間ドックで詳しく心臓を調べたい方は、こういった問題点も含めて事前に医師と無料相談のできるクリニックを探しておきましょう。

「エイリアン脂肪」は心筋梗塞へと引きづり込む

ヒトの体内には皮下脂肪、内臓脂肪の他、異所性脂肪という、本来、付くことのない場所に付いてしまう第3の脂肪があります。余分に身体に取り込まれてしまった脂肪が、皮下脂肪や内臓脂肪としてどんどん貯蓄されていきます。しかし、その領域にもスペースの限界があります。そこでさらに余った脂肪は他の場所へ運ばれていくのです。

それはどこでしょうか？　**実は心臓の周りです。これは心臓周囲脂肪と呼ばれ、あたかも心臓に寄生してダメージを与えることから、メディアなどでは「エイリアン脂肪」といわれています。**

内臓脂肪や心臓周囲脂肪が増えてしまうと、インスリン感受性促進作用や抗炎症作用を持つ善玉ホルモンであるアディポネクチンの分泌量が低下し、**脂肪そのものから分泌される炎症性サイトカインによって動脈硬化が引き起こされるといわれています。**[※59]

心臓周囲脂肪は、高血圧や脂質異常症、糖尿病などといった冠危険因子や冠動脈石灰化があってもなくても、将来の狭心症や心筋梗塞を発症させる独立した危険因子であることが報告されています。[※60]ところでこのエイリアン脂肪、有酸素運動や大豆製品・魚・野菜などバランスを考えた食事療法で減量すると他の脂肪よりも1番最初に落とすことが可能といわれています。若い時に比べて10kg以上増えた方は、心臓の周囲に脂肪が付いている可能性がありますので要注意です。

急性大動脈解離の3分の2以上は高血圧

芸能人の方の死因として、よくニュースで悲報として取り上げられることが多い疾患です。**急性大動脈解離は突然死の原因疾患において、急性心筋梗塞に次いで2番目に多く、**東京都急性大動脈スーパーネットワークのデータでは、急性大動脈解離の発症は10万人あたり年間10人であると報告[※61]されており、手術件数からの推定として増加傾向にあります。これは同時期の急性心筋梗塞の4分の1にあたる頻度です。男性に多く、発症のピークは男性は70歳代、女性は80歳代です。高血圧や睡眠時無呼吸症候群、またマルファン症候群のような遺伝子異常による結合組織障害などが原因とされ、発症は冬に多く、夏には少ない傾向があり、特に午前6〜12時に多いとの報告[※62]があります。また、東京都監察医務院における報告[※62]では、**病院着前死亡は61・4%に及び、93%が24時間以内に死亡しています。**前述のとおり、従来は男性に多いとされてきましたが、2023年10月の熊本大学の発表にて、発症率に男女差はなく、**女性の病院着前死亡率が男性よりも高いことが明らかになりました。**[※63]

急性大動脈解離は、前兆といえるような徐々に進行する症状がほとんどありません。一旦、激しい胸背部痛を起こすと短時間のうちに命を奪われてしまうリスクの高い疾患です。いかにして生きて病院に到着し、正確な診断と適切な処置ができるかが勝負の分かれ目となります。

大動脈の壁は、内膜・中膜・外膜の3層構造になっていて、内膜にできた傷から血液がドッと入り込み、中膜部分を縦に裂くようにして血管の壁に血液が流れ込んだ状態を「解離」といいます。解離が生じると、最初にできた穴よりも下流に相当する場所にもう1カ所穴が開いて、トンネルの出口が開いたような状態になり、血管の中にもう1つ血管ができたような状態になってしまったり、もしくは、その下流の穴が開かなければ壁の中を伝った血液の流れがせき止められて、血液がその場で固まったりします。

解離が一旦始まると、ほとんどの人が今まで経験したことがないほどの激痛を感じ、解離部分が広がるにつれて痛む範囲が背中の上の方から下の方へと移動することもあります。解離が心臓の方にまで及んでしまうと命に関わるような重篤な合併症（心臓の周りに血液が溜まる心タンポナーデや心筋梗塞など）が発生するリスクが高まります。

『大動脈瘤・大動脈解離診療ガイドライン（2020年改訂版）』[※61]によると、大動脈瘤も大動脈解離も、胸部では立位胸部レントゲン、腹部では仰臥位（仰向けに寝た状態での）腹部レントゲンが評価の基本です。健康診断や人間ドックで指摘されるチャンスは、ここから始まっています。大動脈解離を起こした方の3分の2以上は、高血圧を持っていたことがわかっています。

健康診断や人間ドックで高血圧を指摘されている方は、家でも血圧を計測する習慣をつけましょう。また高血圧で治療が必要と判定されている場合には放置せず、早めに内科を受診するようにしましょう。

声がれは胸部大動脈瘤を見破る数少ない予兆

胸部大動脈瘤は何の症状もなく徐々に膨らんできます。**破裂するまで約60%は無症状といわれ、主な原因は動脈硬化です。**動脈の壁の3つの層がそのまま外側へ膨らみ、動脈瘤の直径が大きくなり、周りの組織が圧迫されて、はじめて関連する諸症状が現れてきます。声帯の動きを神経支配している反回神経、特に左側の反回神経は胸部大動脈が心臓から上に走行したあと、弓状に曲がって下に降りてくる部分に、輪っかを掛けて吊り上げるような位置にあるため、大動脈が大きくなると動脈の下をくぐるように走行している左反回神経が圧迫されたり下方へ引っ張られ、左反回神経麻痺を起こします。すると**左側の声帯の動きが悪くなり、声が枯れてきます（嗄声《させい》）。**食道を圧迫するようになると食べ物を飲み込みづらくなります。

胸部大動脈瘤が破裂すると、胸部や背中に激痛が起きて、呼吸苦、意識障害などを起こし動脈出血のために急速にショック状態に陥り、突然死することもあります。**症状出現から6時間**

以内の死亡率は54％にも上ります。※64

検査としては、胸部レントゲンや胸部CT、超音波検査を用いて大動脈の径が大きくなっていないか、胸水が貯まっていないかをチェックします。人間ドックや健康診断でやや大きいサイズの動脈瘤が偶然見つかることもあり、血圧の厳重な管理とともに心臓血管外科や循環器内科の連携のもと治療を受けていくことになります。

「心房細動」があると脳梗塞は5倍に増加

脳疾患は突然死につながるだけではありません。麻痺や意識障害、言語障害などの後遺症が残ったりするなど、**一旦、発症するとその後の人生設計を大きく狂わせてしまうような変化が起きてしまうため、早期発見より前の「発症予防」がとても重要です。**

医療機関にもよりますが、たいてい脳ドックで実施される内容は、血液検査、血圧・脈拍測定、頭頸部MRI（MRA）検査、頸動脈超音波検査、心電図・血管機能検査（CAVI／ABI検査）などになります。

なんで心電図検査？　と思われるかもしれませんが、実は脳と心臓には深い関係があるのです。

心房細動という不整脈はご存じでしょうか。心房細動のよくある症状としては動悸やふらつきです。脈が不規則ですので、心拍と次の心拍の間が延び過ぎてしまうと脳への血流が落ちて、時には失神の原因にもなります。一過性に脈が乱れて治まる発作性心房細動の場合には、症状をまったく感じない人もいます。心房細動で問題となるのは、心房内の血液が停滞することで、特に左心耳という部屋に血の塊（血栓）が形成されやすくなり、その血栓が左心耳から剥がれて動脈を通って脳に達し、**脳梗塞（心原性脳塞栓症）が起こる危険性が高い**ことです。

弁膜症のない心房細動患者さんの脳卒中の原因となる血栓の90％以上は、この左心耳内で形成されているのです。[※65]心房細動は年齢が上がるほど起こりやすくなります。日本では心房細動に関する疫学調査は限られており、心血管疾患全国調査の成績[※66]では、全体（30歳以上）の0・9％、70歳以上で2・7％（男性3・5％、女性2・1％）で心房細動が見つかりました。

日本循環器学会疫学調査[※67]では、40歳以上、63万1388人の2003年健康診断の心電図を調べたところ、全体の0・56％で心房細動が見つかりました。女性の0・43％に比べ、男性は1・35％と、男性が3倍多く、さらにその頻度は男女ともに年齢とともに増加し、各年齢層において女性に比べて男性で多く、70歳代で2・1％（男性3・4％、女性1・1％）、80歳以上では3・2％（男性4・4％、女性2・2％）でした。**心房細動がある人はない人と比べると、脳梗塞を発症する確率は約5倍高いといわれています。**[※68]

脳梗塞には大きく分けて3種類あります。2015年の「脳卒中データバンク」[※69]による脳梗塞患者者7万2777例の統計を見てみると、高血圧症、脂質異常症、糖尿病などの生活習慣病によって動脈硬化が起き、脳の動脈が狭窄したり閉塞することで起こるアテローム血栓性脳梗塞が33％。主に高血圧症が原因で脳の深い部分の非常に細い動脈が多発性に閉塞するが、病変は小さく、意識障害は起きることのない日本人に多いタイプのラクナ梗塞が31％。原因の9割以上が心房細動で、その他、心臓弁膜症や心臓腫瘍が原因で脳の動脈が詰まる心原性脳塞栓症が28％。その他の脳梗塞が8％と報告されています。

また、心房細動に起因する血栓によって突然発症する脳梗塞は、アテローム血栓性脳梗塞やラクナ梗塞のゆっくりと進行する梗塞に比べて、より大きな血管が閉塞してしまうため梗塞を起こす範囲も広範囲となり、重症化しやすいのです。突然死の可能性もさることながら、言語障害や四肢麻痺などの重篤な後遺症を残すこともあるのです。[※70]

心房細動による心原性脳梗塞の発症は健康寿命を縮めてしまいます。心房細動の早期診断と治療、生活習慣病のコントロールが重要なのです。ところが、人間ドックでの心電図検査では、数秒間しか調べることができないため、心房細動の検出には限界があります。いかに隠れ心房細動を見つけ出すかが課題となっています。一般のクリニックでは24時間のホルター心電図検査を、病院では植え込み型心電図モニター（ＩＣＭ）を用いることもあります。

『JAMA Cardiology 誌電子版』に２０１７年８月26日に掲載された米コロンビア大学による研

究にて、植え込み型心電図モニターは、植え込みから18カ月後の時点で29・3％の患者に6分以上持続する心房細動が記録されていたと報告[※71]しています。また、最近はスマートウォッチなどのウェアラブルデバイスの登場により、心房細動を検出することが可能になっているので活用されてみるのもいいでしょう。私の患者さんも何人かウェアラブルデバイスで心房細動の診断に至り、アブレーション治療に漕ぎ着けることができた方々がいます。

2019年の『ニューイングランド・ジャーナル・オブ・メディスン（NEJM）』に「41万9297人を対象にアップルウォッチで平均117日間のモニタリングを施行したところ、2161人（0・53％）が脈拍不整との通知を受け取り、そのうち心電図パッチで計測した450人のうち心房細動は34％に存在した」との研究結果が掲載[※72]されました。

また、発作性心房細動（いわゆる隠れ心房細動）患者の10秒間の洞調律（規則正しいリズムの）心電図と心房細動ではない患者の10秒間の洞調律心電図を人工知能（AI）に学習させ、洞調律の心電図からその患者が発作性心房細動をもっているか否か認識できるかを検証した結果が『Lancet誌』オンライン版2019年8月1日号に報告[※73]されました。メイヨー・クリニックの45万4789枚の心電図を自己学習させ、6万4340枚の心電図で自己検証し、13万802枚の心電図でテストが行われました。結果は79・4％の精度で、発作性心房細動を識別することに成功しました。**AIは規則正しいリズムの心電図からヒトが読み解くことができない何かを見て、隠れ心房細動を予測しているの**です。健康診断や人間ドックの現場でこのAI心電図が広く導入されることで、脳梗塞で生活スタイルの変更を余儀なくさせられてしまうリスクをなるべく減らせる時代は、もうすぐそこまで来ています。

日本は、くも膜下出血発症率が世界ワースト1位

「突然、ハンマーや金属バットで殴られたような」[※74]と表現される、非常に強い頭痛が特徴的なくも膜下出血。その発症率についてはいくつか報告があり、**日本人の未破裂脳動脈瘤（破裂していない脳動脈瘤）は欧米人の約2・8倍破裂しやすい**とされ、日本では人口10万人あたりの発症率は14・6人[※75]、あるいは15・2人〜23人[※76]で、メタ解析では世界の平均は10万人に9人[※77]です。**日本の発症率は残念ながら世界ワースト1位となっています。**この原因は、未だ明確にはわかってはいませんが、高齢化が影響しているともいわれています。ただ、日本の報告[※78]では2003年以降は減少傾向にあるとされています。

日本の「脳卒中データバンク2021」[※79]では、**女性が男性の2倍多く、85歳以上ではその比率が5倍となって女性に圧倒的に多くなります。**男性の発症ピーク年齢は55〜59歳、女性は70〜74歳です。60歳未満の男女差はほとんどないのですが、60歳を超えると男女差が顕著になります。[※80]これは女性ホルモンであるエストロゲンの枯渇に関係しているとされています。[※81]

図2　くも膜下出血は、突然死の原因の1つで死亡率も約30％と高い

くも膜下出血は、脳の表面で脳を保護するくも膜と脳の間（くも膜下）で生じる出血をいいます。原因の80％～85％は脳の血管にできたコブが破裂することで起こります。日本はくも膜下出血発症率が世界ワースト１位となっています。

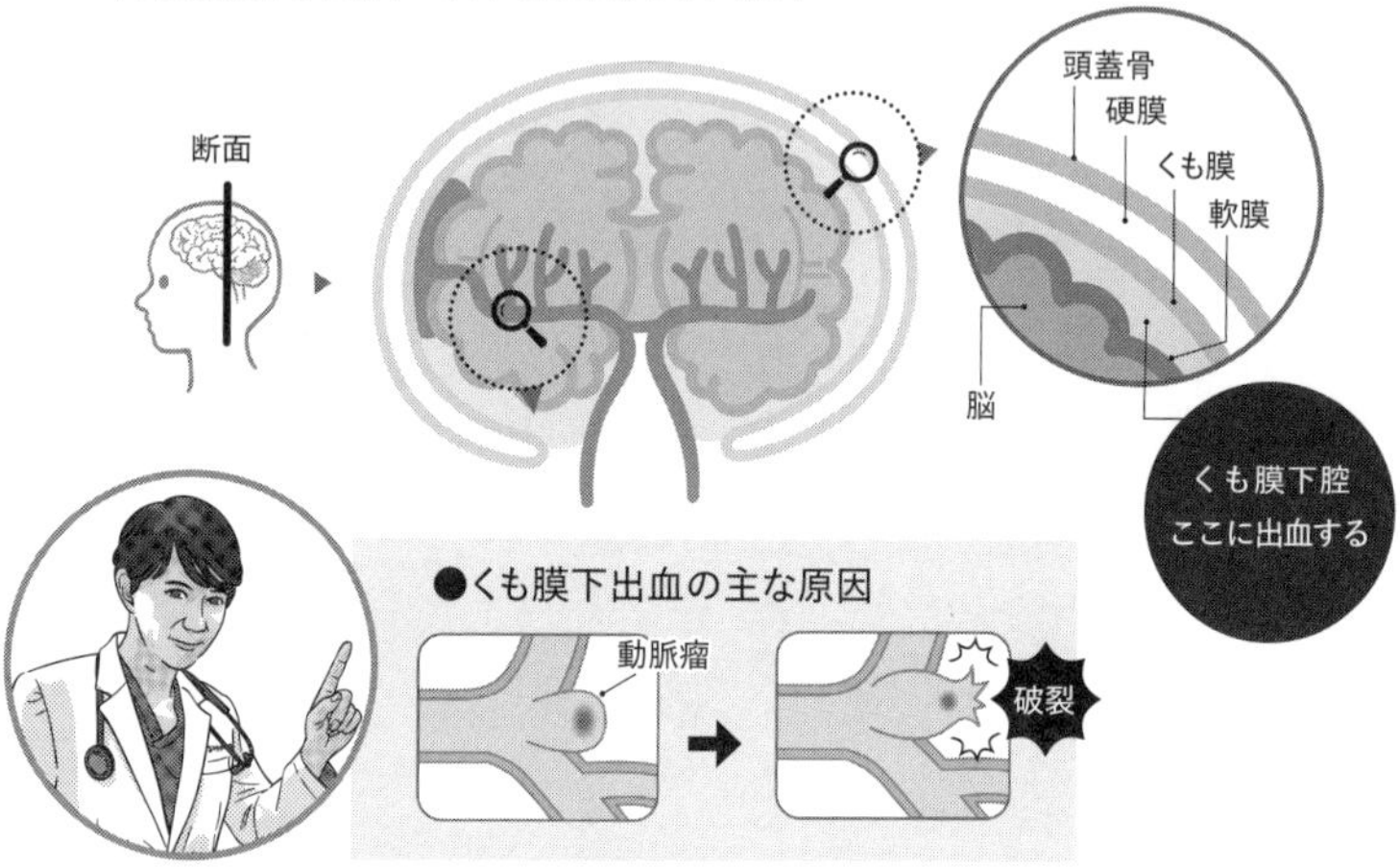

くも膜下出血とは、脳の表面で脳を保護しているくも膜と脳の間（くも膜下腔）に生じる出血のことをいいます（図2）。

原因の80～85％は、脳の血管にできたコブ（未破裂脳動脈瘤）が破裂して起こります。未破裂脳動脈瘤は、メタ解析によると、成人（平均年齢50歳を対象）の3・2％に発見されます。[※82] 2018年の報告では、日本のMRA検査による発見率は4・3％[※83]でした。その他の原因は、脳動静脈奇形、硬膜動静脈瘻《ろう》、もやもや病、頭部外傷などがあります。**くも膜下出血は、突然死の原因の1つで、発症すると約30％の方は命を落としてしまいます。**[※84]

発症して最初の24時間以内の再出血が多いことが従来指摘されてきましたが、最近では、特に発症6時間以内に有意に高率であることが示されており[※85]、発症後の厳重な管理（十分

な鎮痛、鎮静、降圧）が大切です。[※86]また、破裂した脳動脈瘤を保存的（鎮静や降圧のみ）に治療後1カ月で20〜30％が再出血して、転帰を悪化（死亡や重い後遺症を残すなど）させます。[※87]

くも膜下出血は、呑み過ぎ、高血圧、喫煙でリスク増大

近親者（一親等以内）に脳動脈瘤患者を有している方の4％に脳動脈瘤があるとの報告[※88]があり、2021年に行われたメタ解析によると、**家族性脳動脈瘤は家族歴のない脳動脈瘤に対して2・5倍の破裂リスク[※89]がみられています。**2003年に名古屋の病院2施設で行われた研究では、家族がくも膜下出血と診断された年齢が50歳未満の場合の発症リスクは、4・1倍であり、診断された年齢が60歳以上の場合は、2・8倍という結果が報告[※90]されています。

動脈が2つに分かれる部分において、本来血管の壁は3層構造のところ、真ん中の層である中膜が生まれつき欠損して弱くなっている人がおり、ここに高い血圧がかかることによってその欠損部分だけこぶ状に膨らんでしまいます。このような、血管にコブのできやすい体質があるために、**家族にくも膜下出血の既往歴のある人は、特に注意が必要なのです。**

サイズに関しては、日本の脳ドックや検診で見つかった脳動脈瘤の63％は5㎜未満で、7㎜以上は11％、また5㎜未満の脳動脈瘤が1年間に破裂する確率は約0・54％だったという報告[※91]があります。さらに、日本の報告では、脳動脈瘤全体の破裂率は年間0・95％で、3－4㎜の

小さな脳動脈瘤と比較して、7－9㎜では3・4倍、10－24㎜では9・1倍、25㎜以上では76・3倍の破裂率[※92]でした。

くも膜下出血を起こすリスク因子は、脳動脈瘤や脳動静脈奇形の存在の他に喫煙習慣が1・9～3・6倍、高血圧が2・8倍、過度の飲酒（1週間に150g以上のアルコール摂取＝日本酒7・5合あるいはワイン1・9本、あるいはビール中ビン7・5本）が4・7倍のリスク[※93]があり、喫煙と高血圧を両方とも有すると8・6倍のリスク[※94]があります。

日本の報告（JACC Study）によると、高血圧があると、くも膜下出血死亡リスクが3倍（男性2・97倍、女性2・70倍）となります。また喫煙者の場合は、男性3・10倍、女性2・26倍と報告されています。また禁煙することで、くも膜下出血の予防効果が期待できるという結果[※95]も得られています。

35カ国75文献を調査した最近のくも膜下出血に関するメタ解析では、収縮期（上の）血圧が1㎜Hg低下すれば7・1％、拡張期（下の）血圧が1㎜Hg低下すれば11・5％、喫煙率が1％低下すれば2・4％のくも膜下出血発症率低下が得られる、と報告[※96]されています。また、血管は繋がっていますので、大動脈瘤も合併することがあり、胸部大動脈瘤10・8％、腹部大動脈瘤12・7％、両者の合併12・3％で、逆に大動脈瘤があると、脳動脈瘤も保有している率が約4倍になることが報告[※97]されています。

未破裂脳動脈瘤の50〜80%は生涯破裂しないと算出されていますが[※98]、命に大いに関わり重い後遺症を残すかも知れないくも膜下出血。「やり残したことがある」など、悔いの残らない人生を歩むためにも前記のようなリスクがある方はもちろんですが、まずは自分自身の突然死のリスクを確認するために、40歳になったら一度は脳ドックで頭部MRI検査を受けましょう。脳の血管を写し出すMRA検査も行うことで、脳動脈瘤を見つけ出すことができます。

くも膜下出血の予防は、何といっても脳動脈瘤を小さいうちに早めに見つけ出し、厳重な経過観察のもと、リスク低減のための禁煙・節酒などの生活習慣の改善と血圧コントロール、さらには主治医の指導のもと、適切な時期のカテーテル治療や手術にて破裂させないことなのです。さらに、一度起こしたくも膜下出血の初期治療の一番の目的は、再出血の予防です。十分な鎮痛・鎮静をできるだけ速やかに行い、積極的に血圧を下げる治療が必要となります。脳動脈瘤患者には有意に歯周病が多かったという報告[※99]もありますので、普段から歯科でオーラルケアをしておくのも大切ですね。

がん、突然死、くも膜下出血などの病気のリスク要因の多くが、生活習慣に関係するものだということがおわかりいただけたかと思います。では、どのような生活習慣がリスクを下げるのか。そのメカニズムは？　次章では、こうした疑問について詳しくお話しします。

循環器領域の最新情報

現在注目されている循環器内科領域でのトピックスがあります。ＩＮＯＣＡ《イノカ》という言葉を聞いたことはありますか？　ＩＮＯＣＡ（虚血性非閉塞性冠疾患）とは新たな「疾患概念」で、心臓カテーテル検査や冠動脈造影ＣＴ検査で目視できる太い冠動脈には狭窄がない狭心症のことをいいます。男性よりも女性に多いとされています。冠動脈が一過性に痙攣する冠攣縮《かんれんしゅく》性狭心症や、目に見えない微小な冠動脈の血流障害が原因の微小血管狭心症がこれにあたります。この両者を合併していると予後不良であることが報告されています。日本循環器学会のガイドラインにも２０２３年に初めてこのＩＮＯＣＡに関する指針が示されました。

心臓カテーテル検査時に、薬剤を負荷することによって血管の痙攣を誘発する試験を行なったり、冠動脈の微小循環を評価する検査を追加することで診断できますが、まだすべての循環器内科のカテーテル検査ができる病院にこの検査法が備えられているわけではありません。「冠動脈の造影検査をして狭くないから大丈夫」といわれても、未だに胸の症状があってご不安な日々を過ごされている方は、再度、循環器科医師と相談されることをお勧めいたします。

第3章

未病の兆候を先読みしリスクを断つ

Chapter 3

“Measures for Disease Prevention”

生活習慣が乱れると、いったい何が起こるのでしょうか。
慢性炎症が起きてしまったり、血管が傷ついたりします。
こうした身体のメカニズムはどうして起きるのか。
L／H比とEPA／AA比、中性脂肪、脂肪酸
などについて説明します。

さまざまな病気につながる「慢性炎症」

近年、慢性的な炎症がさまざまな疾患や老化現象を起こす原因であることがわかってきています。炎症というのは、ウイルス・細菌による感染や、熱傷や化学薬品接触、アレルギーなど、組織のダメージに対する身体の防御反応です。風邪をひいたときに、喉が痛くなったり、熱がでます。また、机の角に手をぶつけて赤く腫れて痛くなったり、熱いお茶で舌や口の中を火傷して皮が剥けたりしますね。これらはすべて炎症です。

実は、炎症には急性と慢性があるのをご存じですか？　炎症のプロセスには、急性炎症と慢性炎症の2つの機序があることが明らかになっているのです。[※1]

急性炎症には、古くから観察されてきた、日頃から私たちが経験する疼痛・発熱・発赤・腫脹の4兆候があり、さらに炎症のある部位が動かしづらくなる機能障害も加えて5つの兆候があります。ただちに免疫システムが作動して、白血球中の炎症細胞である好中球が集まってきたり、血管のむくみが起こり、細菌やウイルスなどの異物の排除や傷ついてしまった細胞や組織の修復が行われ、比較的早期に症状が回復していきます。

一方、**慢性炎症は、熱をもって痛みや腫れを伴うような急性炎症と違い、軽い炎症がいつまでも治まらず、長くくすぶり続ける状態のことをいいます。**慢性炎症の1つのパターンとして急性炎症から慢性炎症に移行するものがありますが、実は、慢性炎症の中で典型的なものは急性炎症に見られるような4兆候（疼痛・発熱・発赤・腫脹）がはっきりしないまま、身体の中で静かに進行していき、数週間、数カ月、時には数年にわたって炎症が持続するのです。典型的な慢性炎症の特徴としては、組織の障害と修復が同時に起こっていることが挙げられます。

老化に、慢性炎症が関与していることはすでに判明しています。[※2] 血管で慢性炎症が進めば動脈硬化が進行して、急性心筋梗塞や脳梗塞、認知症、慢性腎臓病（CKD）などを発症[※3]してしまいます。

では、具体的には組織では何が起こっているのでしょうか。

- 炎症が起きた部位の細胞から、炎症を促進する炎症性サイトカインという物質が放出され、白血球などの免疫システムが作動。慢性炎症細胞（マクロファージ、リンパ球、形質細胞など）が炎症部位に集まる。
- 細菌などの病原体による組織破壊だけではなく、炎症の慢性化に伴い、活性化したマクロファージやリンパ球から炎症性サイトカインが必要以上に作られたことによる慢性炎症細胞自体による持続性の組織破壊が行われ、正常な細胞や組織まで傷つける。
- 組織の繊維化（組織中の結合組織が異常増殖する現象）と血管新生（網状の毛細血管）にて修復される。繊維化した臓器は機能が低下する。

障害と修復の程度が同じであると、本人は何も気がつかず、知らないうちに病態が進行してしまうのです。代表的な疾患は、関節リウマチや多発性硬化症などの自己免疫性疾患、肺結核、間質性肺炎、肝硬変、B型肝炎やC型肝炎などのウイルス性慢性肝炎、粥状動脈硬化症、アルツハイマー型認知症[※4]、慢性膵炎（膵石を伴う）、子宮頸がんなどの悪性腫瘍、潰瘍性大腸炎、気管支喘息など数多くあります。

「免疫」は老化する

感染症に伴う場合もあれば感染症とは関係ないものもある慢性炎症。では、どうして慢性炎症が起きてしまうのでしょうか。実はここには、「免疫老化[※5]」が深く関与しているのです。

免疫系の司令塔であるT細胞。この「T細胞の老化」は今なお研究が進められています。T細胞を産生する胸腺（胸骨の裏にある臓器）の機能は早期に低下することから、加齢による変化はT細胞が最も大きいとされています。末梢のT細胞は内外からの刺激に応答しつつ維持されていますが、**40〜50歳頃から慢性炎症や自己免疫応答の亢進や機能の減弱が徐々に顕在化し、75歳を超えると感染症に弱くなります。**「免疫老化」とは免疫機能がいわゆる「低下する」ということではなく、好ましい応答が低下する一方で好ましくない応答が亢進する、という二面性が混在している特徴があるのです。

慢性炎症の原因は、大きく分けて3つあります。[※6]

① **ウイルスや結核菌、寄生虫や真菌（カビ）などによる感染症の持続**

遅延型アレルギー反応（抗体ではなくT細胞を介したアレルギー反応）による免疫応答が主体。**肉芽種**《にくげしゅ》（炎症細胞などが集積し毛細血管に富んだ線維からなる腫瘤）が見られることがある。

② **内的な因子による非感染性の反応（炎症性素因の増大）**[※7]

本来、身体を守ってくれるはずの免疫反応が過剰にあるいは不適切に活性化されて発症。自分の組織を攻撃する**自己免疫性疾患**（関節リウマチ、全身性エリテマトーデス、多発性硬化症など）、自分の免疫細胞が腸の細胞を攻撃してしまうことで腸に炎症を起こす**炎症性腸疾患**（クローン病、潰瘍性大腸炎）、アレルゲンなどの環境因子に対する過剰な免疫反応で起きる**アレルギー疾患**（気管支喘息）。その他、内臓脂肪型肥満により、内臓脂肪中のTリンパ球が異常化し、本来は身体を守るはずのオステオポンチンというサイトカインを大量に分泌し、免疫を活性化し続けることで身体の各部位で小さな炎症が長期間にわたって持続し、慢性炎症を起こす。[※8]

また、同じく内臓脂肪中の脂肪細胞からはTNF－αをはじめとする炎症性サイトカインが分泌され、これらは肝臓や骨格筋において異所性脂肪として蓄積させ、インスリン作用を阻害することによってインスリン抵抗性を誘導する。これらは脂肪組織の機能不全と捉えることができる。非肥満の脂肪組織では非活性型のM2マクロファージが多く存在し、抗炎症性サイトカインを産生する一方、肥満により増加するのは活性型のM1マクロファージ（好ましい応答と好ましくない応答の両面の作用を持つ）であり、多くの炎症性サイトカインを分泌して脂肪組織の炎症反応を促進する。[※9]

③ **内外の中毒性（炎症）物質の長期曝露《ばくろ》**

外因性としては、粉塵中の遊離ケイ酸（石英などに含まれる結晶シリカ）を長期にわたって吸引することによる**珪肺《けいはい》**（職業性肺疾患）や、タバコの煙を主とする有害物質を長期に吸入曝露することで生じた肺の炎症性疾患である**慢性閉塞性肺疾患**（ＣＯＰＤ）。内因性としてはＬＤＬ（悪玉）コレステロールによる**粥状《じゅくじょう》動脈硬化症**。

肥満は動脈に「慢性炎症」を起こす

粥状動脈硬化についてみてみましょう。別名「アテローム性動脈硬化」といいます。アテローム性動脈硬化はすべての動脈に同じように起こるものではありません。実は、起こしやすい動脈と起こしにくい動脈があるのです。**起こしやすい動脈は、頸動脈、冠動脈、腹部大動脈、腸骨動脈、大腿動脈などの下肢の動脈です。逆に起こしにくい動脈は、上行大動脈、腸間膜動脈**などです。

冠動脈硬化と腹部大動脈硬化には正の相関が見られ、お腹の動脈に動脈硬化がある場合には、心臓の血管にも動脈硬化が起きている可能性があります。人間ドックで腹部の超音波検査をする際に、腹部大動脈に動脈硬化がないかも調べてもらうとよいでしょう。

動脈が慢性炎症を起こすきっかけは、肥満です。[※10]

日々の運動不足や暴飲暴食により内臓脂肪が過剰に蓄積されると、いわゆるメタボリック症候群になります。メタボリック症候群と診断される前提条件である腹囲（お臍の高さで計測）は、男性85㎝以上、女性90㎝以上です。このおなか周りの長さは、男女ともに、お臍の高さに相当する部分を輪切りにしたCT検査で得られる内臓脂肪面積が100㎠（平方センチメートル）に相当しています。女性が5㎝多いのは、皮下脂肪が溜まりやすいことを加味しています。

この100平方センチメートルを超えた状態を内臓脂肪型肥満といい、この増えすぎた内臓脂肪から炎症性サイトカインが大量に分泌されます。この炎症性サイトカインが血流を介して血管の内皮細胞に傷をつけて炎症を起こし、内皮細胞同士の隙間から、小型のLDLコレステロールが入り込み、酸化され、それを慢性炎症細胞であるマクロファージが食べて、血管の壁にプラーク（マクロファージが死んでできた壊死核と呼ばれる細胞のいない部位を含んだ粥状の膨らみ、動脈硬化巣）が形成され、動脈硬化を進行させます（図3下）。もしプラークの皮膜が不安定で破れてしまうとそこに血小板などが集まってきて血栓が形成されて血管を詰まらせてしまい、急性心筋梗塞や脳梗塞の原因になります。

実際、**急性心筋梗塞の原因の7割を占めるのがこのプラークです。プラークを作らせないためには、太らない、LDLコレステロール値を高くしない、LDLコレステロールを酸化させない、**ということが大切なのです。まだ石灰化していないプラークであれば、LDLコレステロール値を下げることでその体積を減らすことも可能なのです。

過食をやめて、飽和脂肪酸を多く含む肉類や乳製品などの動物性脂肪の摂り過ぎに注意し、野菜などの食物繊維や魚を多めに摂取しましょう。抗酸化力を高めるために、ニラやネギ、玉ネギなどの硫化アリルを多く含む食品や、エビ、カニ、サケなどに含まれるアスタキサンチンなどの抗酸化物質を、さらに、プラークの安定化にはEPAやDHAも有効です。

飲酒習慣のない脂肪肝炎から肝臓がんが増加中

欧州肝臓学会（EASL）は、米国肝臓病学会（AASLD）、ラテンアメリカ肝疾患研究協会（ALEH）と合同で、非アルコール性脂肪性肝疾患、非アルコール性脂肪肝炎などの脂肪性肝疾患の病名を変更することが2023年6月24日に発表されました[※11]。従来のNAFLD、NASHはメタボリック症候群の基準の一部を満たす場合に限定して、MASLD、MASHと診断することになりました。

肝臓の疾患にも、慢性炎症が関係しています。B型肝炎やC型肝炎などのウイルス性肝炎から発症する肝臓がんは、インターフェロンなどの治療薬の進歩で減少傾向にありますが、**現在、増加傾向にあり注目すべきなのが、飲酒習慣のないMASH由来の肝臓がん**です。飲酒習慣がないとは、飲酒歴がないこと、あるいはほとんど飲酒しない（男性30g／日未満、女性20g／日未満：エタノール換算。20gとは日本酒1合）ことと定義されています。

食べ過ぎや運動不足で内臓脂肪が増え過ぎて、内臓の周りに貯蔵できなくなった脂肪は肝臓に運ばれ、肝細胞に中性脂肪が沈着して、脂肪肝となります。その他、脂肪肝の原因としては過度の飲酒も原因となります。また、急激なダイエットも問題です。痩せているのに脂肪肝、と言われたことはありませんか。急激なダイエットはたんぱく質の不足を招きやすく、中性脂肪を血液中に送り出せなくなるため、肝臓に中性脂肪が溜まりやすくなって脂肪肝になってしまうのです。脂肪肝からMASHに進展する直接の原因はまだ明確にはなっていません。脂肪肝の状態に、脂質の過酸化や炎症性サイトカイン、酸化ストレス、インスリン抵抗性、内因性エンドトキシン[※12]（大腸菌などの細胞壁を構成している内毒素）、さらには遺伝素因も影響しているなど複合的な要因も絡んでいるようです。

「腸肝相関」という言葉を聞かれたことはありますか？　腸と肝臓には門脈を介した密接な臓器間ネットワークがあります。「リーキーガット症候群」という病態があります。腸管免疫機能の破綻によって大腸菌などの腸内細菌由来の内因性エンドトキシン（リポ多糖）が腸内細菌

とともに腸管から門脈を経由して肝臓へ到達し、肝臓の細胞で炎症性サイトカインの過剰産生をもたらすのです。[※13]

MASHからの発癌率は上昇する傾向にあり、5・29／1000人・年と報告[※14]されています。MASH発症の最も重要な因子は肥満とされ、実際、MASH患者の内臓脂肪量と肝細胞内の脂肪量には正の相関が報告[※15]されています。

また、MASLDやMASH患者が抱える病態として、インスリン抵抗性の増悪やメタボリック症候群、2型糖尿病、脂質異常症、高血圧症、睡眠時無呼吸症候群があり、**特に2型糖尿病はMASLDやMASHの発症や病気の進行と関連性が強い**と報告[※16]されています。

肝臓が硬くなっていないかを計算してみよう

肝臓が線維化しているかどうかを早めにチェックして、がんのリスクが高いと判断した場合には肝発癌早期発見のために定期的な超音波検査などを検討します。通常の血液検査で簡単に肝臓の線維化を評価する方法があります。「Fib-4index」という指標[※17]ですが、これは、健診や人間ドックでも計測している数値を利用するものです。年齢と、血液検査のAST（GOT）、ALT（GPT）、血小板数の4項目で計算します。

【計算式】

年齢（歳）×ＡＳＴ（Ｕ／Ｌ）／血小板数（万／Ｌ）×√ＡＬＴ（Ｕ／Ｌ）

【判定】

- ２・67以上は、肝臓の線維化が進んで肝硬変に近い状態になっている可能性がある。
- １・30以上、２・66以下は、肝臓の線維化の可能性がある。
- １・30未満は、肝臓の線維化の可能性が低い。

※数値の入力で自動計算してくれるサイト[※18]もあります。
ただし高齢者は数値が高く出る傾向にあるので、結果については主治医とよく相談することが大切です。

日本肝臓学会は、２０２３年6月に奈良で開催された第59回日本肝臓学会総会にて「奈良宣言２０２３」を発表しています。肝機能を示すＡＬＴ値が30を超えたらかかりつけ医に相談し、専門医との診療連携によって、肝疾患の早期発見・早期治療を目指そうというものです。

ＭＡＳＨにおける高血圧、脂質異常症、空腹時高血糖の合併頻度は、おのおの約60％、約60％、約30％で、メタボリックシンドロームの合併率は約50％[※19]です。**高血圧、脂質異常症、高血糖のリスク保有数が多いほどＭＡＳＨの可能性が高くなる**といわれています。

ＭＡＳＨに対しては、食物繊維や魚、大豆製品を多く摂取するなど、糖質を中心とした過食にならないように食事のバランスを考えて摂取し、果糖など糖質の多いジュースや清涼飲料水、スナック類の間食は控えましょう。また、就寝の2時間前までには食事を済ませるように心掛けましょう。

運動時はまず血液中のブドウ糖が使われます。やがてブドウ糖が不足する段階に入ると、体脂肪として蓄えられていた中性脂肪が遊離脂肪酸という形に分解されて血液中に放出され、エネルギーとして利用されます。このため**運動開始後10分以上経過しないと体脂肪は燃え出さないので、1日30分の早歩きを心掛けましょう。**高血圧や脂質異常症、糖尿病など生活習慣病の治療をされている方は、主治医の指示に従ってしっかりと治療も継続しましょう。

脂肪肝24名に対して、トレッドミル・エルゴメーターで**28〜47分の運動を週3〜5回、12週間継続した結果、約60％の方が肝臓の線維化が改善した**との報告[※20]や、10カ国46万7336名（25歳〜70歳）を14・9年間観察した研究では、**1日約20分の運動は肝がんの予防効果がある**との報告[※21]があります。また、コーヒー摂取（ブラックがお勧めです）にも効果があるようです。コーヒーには重症脂肪肝のリスクを減らすとの報告[※22]があったり、肥満のある156人（98人は2型糖尿病）を対象に、24時間尿でコーヒー摂取量などを正確に調査した結果、コーヒー摂取量が多い人は脂肪肝の程度が軽く、肝硬変のリスクが低いこと[※23]がわかりました。

糖尿病、閉経後のコレステロール増加と「慢性炎症」

慢性炎症は糖尿病の発症にも関係しています。大量に溜まってしまった内臓脂肪組織は慢性炎症を起こしているので、この内臓脂肪組織から炎症性サイトカインが分泌されます。これにより全身の臓器で血糖値を制御するインスリンが効かなくなるインスリン抵抗性を高めてしまい、血糖の高い状態が続くことになるのです。

また、女性は約50歳前後で閉経をむかえます。45～55歳の期間は更年期と呼ばれており、卵巣機能の低下により、女性ホルモンであるエストロゲンは急激に減少します。**エストロゲンの低下によって多彩な症状をもたらします。更年期以降には、肥満やメタボリック症候群の発症が増加します。**

閉経前の女性は、エストロゲンを作る目的のためにコレステロールが利用されるので総コレステロール値は低くなっています。エストロゲンは、肝臓にあるLDLコレステロールをキャッチする入り口（受容体）を増加させる働きがあるので、この受容体が増えることにより、血液中から肝臓にLDLコレステロールが取り込まれる量が増え、結果として血液中のLDLコレステロールは減少するわけです。しかし、更年期にエストロゲンが減少することにより、肝臓へのＬＤＬコレステロールの取り込みが減ることで、血液中のＬＤＬコレステロールは増加します。また、エストロゲンの減少は、中性脂肪の代謝にも影響を与え、中性脂肪の増加を起こします。

女性のＬＤＬコレステロール値の生涯の変化は、30代では男性よりも下回っていますが、40代で同等になり、50代で急激に増加して、閉経後のＬＤＬコレステロール値は、閉経前より20％くらい高くなり、60歳頃には女性のＬＤＬコレステロールの平均値は男性を上回ってしまいます。[※24] **女性のＬＤＬコレステロールが急上昇してしまう時期というのは、実はエストロゲンが急激に減少する更年期と一致しているのです。**

閉経前は男性に比べて脂質異常症の発症が少なく、動脈硬化のリスクは低いのです。エストロゲンは炎症を制御しているホルモンなのですが、加齢に伴ってエストロゲンが低下することにより、炎症を制御できなくなり慢性炎症が起きてくるのです。閉経後の女性の脂質異常症により、動脈硬化が進行し、狭心症などの心血管系疾患が増加する原因の1つとなっています。

コレステロールは乗り物によって呼び名が変わる

コレステロールは、皆さんが一番気にされるメジャーな項目かもしれません。ただ、コレステロールは、約37兆～60兆個ともいわれる身体のすべての細胞の内側を外部から保護している細胞膜の主要な構成成分です。細胞膜の硬さを保って、その形態を維持しているのです。

ヒトの体内には、100gから150gのコレステロールがあるのですが、全身でコレステロールの重量分布を見てみると、脳・神経系が32g、筋肉が30g、血液が10・8gといったように筋肉や脳への分布が多くなっています。**実は、脳のコレステロールは脳内で糖質から合成して作り出しており、血液中のコレステロールは、脳血液関門というバリアによって脳には入り込むことができません。**また、女性ホルモンや男性ホルモンといったステロイドホルモンを合成するために、副腎や卵巣、精巣が血液中のLDLコレステロールを吸収し利用しています。さらに、血液中のLDLコレステロールの70％は肝臓に取り込まれたあと、消化液の1つである胆汁の主成分である胆汁酸の原料となり、脂肪の吸収を助けます。

人間ドックなどの血液検査結果で、総コレステロール、中性脂肪、LDLコレステロール、HDLコレステロールという項目が表示されていると思います。これらの間には、総コレステロール＝LDLコレステロール＋HDLコレステロール＋0・2×中性脂肪という関係性があります（注：中性脂肪が400以下の場合に適応）。

また、Non－HDLコレステロールという、善玉以外のコレステロールという概念もあり、すべての動脈硬化の原因となるコレステロールを表します。それは単純に総コレステロール値からHDLコレステロール値を引き算します。これは90～149mg／dLを基準値とし、

150～209mg／dLの間が要注意、210mg／dL以上は異常としています。数値が高い場合には動脈硬化のリスクが高く、また甲状腺機能低下症や家族性高コレステロール血症などが疑われることがあります。

総コレステロールの中でエネルギー源になるのは中性脂肪だけで、LDLコレステロールやHDLコレステロールはエネルギー源にはなりません。コレステロールは油ですので、そのままの形状では水（血液）に溶けることができません。そこで水に馴染みやすい蛋白質（アポ蛋白）と結合することで親水性のタンパク質の膜で包み、「リポ蛋白」という粒子に姿を変えて（リポ蛋白という乗り物に乗って）血液中を流れることができるようになります。比重の低いリポ蛋白をLDLといい、比重の高いリポ蛋白をHDLといいます。ともにコレステロールを運搬する乗り物のようなものです。

LDLという乗り物（リポ蛋白）に乗っているコレステロールをLDLコレステロール、HDLという乗り物に乗っているコレステロールをHDLコレステロールと呼んでいるのです（図3上）。目的の臓器に到着したら、このタンパク質の膜を脱いで（乗り物を降りて）、再びコレステロールに姿を戻すのです。

LDLという乗り物は、肝臓で合成されたコレステロールを全身の細胞に運び、運ばれたコレステロールが細胞膜やホルモンなどの身体に役立つものに変化します。この運ばれている

図3　肝臓で作られたコレステロールが動脈壁にプラークを形成する過程

中性脂肪値の高い人は小型化したLDLコレステロールが多くなり、これは酸化されやすい上に、長時間、血液中に留まってしまうため動脈硬化を促進しやすいのです。これが「超悪玉コレステロール」と呼ばれているものの正体です。

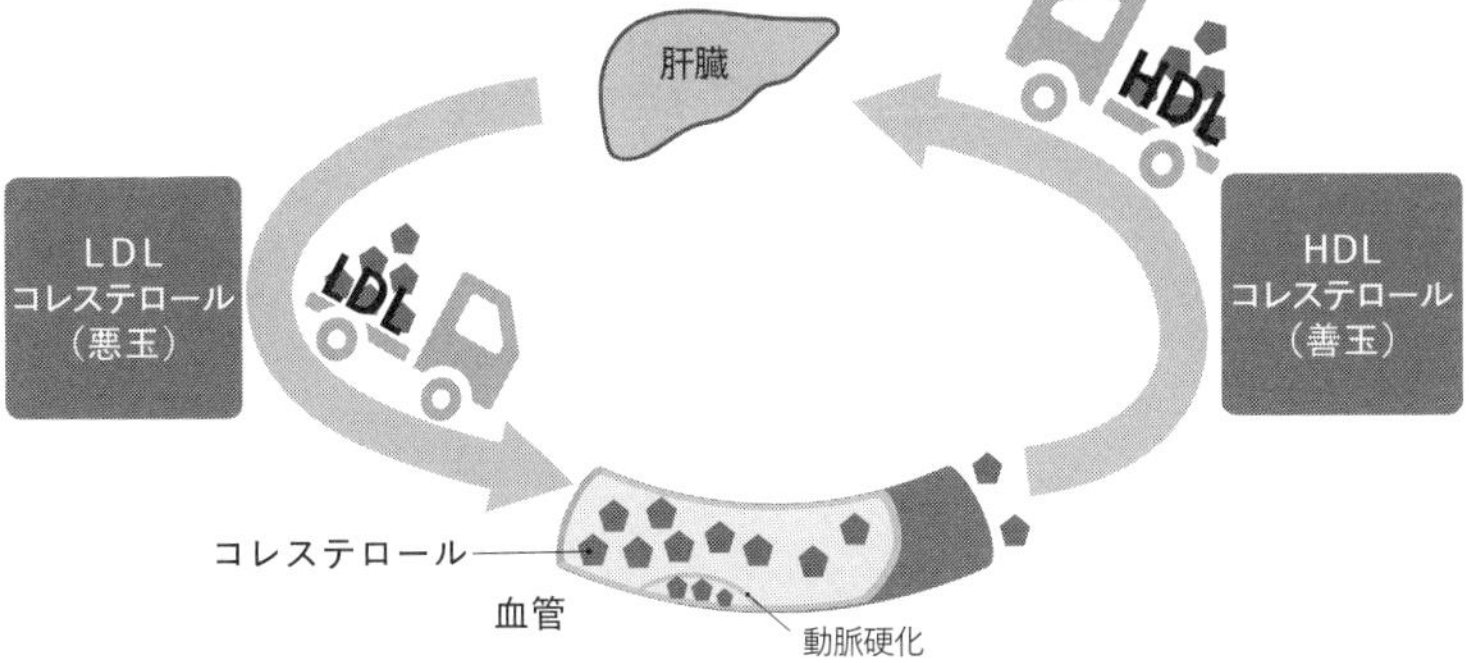

●アテローム性動脈硬化の起こり方

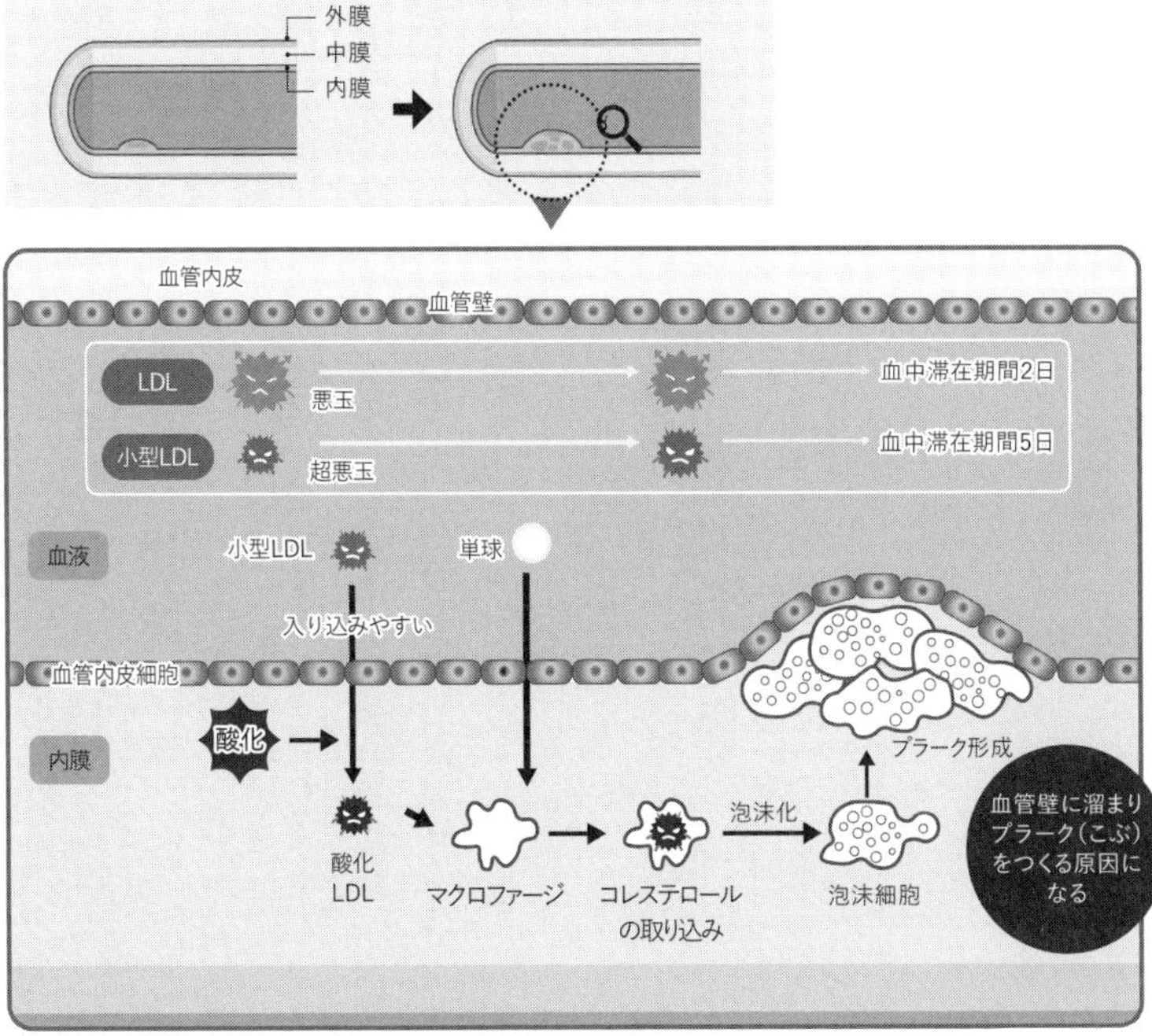

コレステロールをＬＤＬコレステロールといいます。**末梢で増えすぎたＬＤＬコレステロールは血管壁に蓄積してしまい、動脈硬化を引き起こすので「悪玉コレステロール」と呼ばれるのです。**血液中のＬＤＬコレステロールが高いということは、身体の隅々へ運ばれるコレステロールが多いということを示しているのです。

一方、ＨＤＬという乗り物は、**細胞膜やホルモンとして使いきれずに余ってしまったコレステロールを回収し、動脈硬化を防ぐ作用があるため、このＨＤＬという乗り物に乗ったコレステロールのことを「善玉コレステロール」と呼んでいます。**ＨＤＬコレステロールの基準値は40ｍｇ／ｄＬ以上です。運動不足や喫煙習慣、肥満がＨＤＬコレステロールを下げる原因とされています。

Ｌ／Ｈ比とＥＰＡ／ＡＡ比でリスクを先読みする

人間ドック学会が設定しているＬＤＬコレステロール値の基準範囲は60～１１９ｍｇ／ｄＬの間で、１２０～１７９ｍｇ／ｄＬの間が要注意、１８０ｍｇ／ｄＬ以上が異常としています。

要注意や異常の範囲にある方の場合、糖尿病や肥満、喫煙などの動脈硬化のリスクを抱えているかどうかで治療対象とするかどうかの判断を行ないます。医師の判断に任せられている要素が多いかもしれません。ただし**心筋梗塞の既往がある方は、ＬＤＬコレステロールを下げる治療で再発率を低下させること、ＬＤＬコレステロールを下げれば下げるほど心筋梗塞のリスクも下がる**ことが数々の大規模試験で判明しているので、ＬＤＬコレステロール値が基準値内であっても、さらにしっかりと下げる治療が行われているのです。

しかし、ＬＤＬコレステロールもＨＤＬコレステロールも基準値に入っているのに心筋梗塞を起こして救急搬送される方がいます。実は、他のリスクが潜んでいるからです。

残余リスク「Residual Risk」と医学界ではいいますが、心筋梗塞などの心臓疾患の発症リスクとしての、血圧、血糖、ＬＤＬコレステロールのコントロールをしていても、非喫煙者なのに急性心筋梗塞で救急搬送されるケースがあり、一体これは何が悪かったのだろう、という危険因子のことです。

そのリスクとは、２種類の比率（Ｌ／Ｈ比とＥＰＡ／ＡＡ比）と中性脂肪です。

まず１つ目は、Ｌ／Ｈ比といい、ＬＤＬコレステロールとＨＤＬコレステロールの比率のことです。読者の皆さんもご自身の血液データをご覧いただき、ＬＤＬ÷ＨＤＬを計算してみましょう。心筋梗塞の既往や高血圧、糖尿病がある方は１・５以下。特にそういったリスクのない方は２・０以下を目安に対策が必要です。２・５を超えている場合には、心筋梗塞などの心血管疾患のリスクが上がります。「ＬＤＬもＨＤＬも基準値内にあるから安心」ではないことを知っておくと未病対策になります。

もう1つはEPA／AA比です。栄養バランスについてよくいわれますが、脂肪酸摂取についてもバランスが必要なのです。

EPAは、オメガ3系脂肪酸であるエイコサペンタエン酸です。イワシやサバなどの青魚に含まれる魚油に代表される脂肪酸で、**体内では合成できない必須脂肪酸**です。**血液をサラサラにして血栓を予防する作用と、炎症を抑える作用、中性脂肪低下作用などにより、動脈硬化予防には絶対に欠かせません。**

一方、AAとは、アラキドン酸（オメガ6系脂肪酸）です。こちらも必須脂肪酸ですので、適量であれば白血球を活性化することにより病原菌などと戦ってくれますが、多過ぎると血管のような自身の組織の細胞まで攻撃して炎症を起こし、動脈硬化を促進したり血小板を凝集する物質の材料にもなります。アラキドン酸は、同じくオメガ6系脂肪酸であるリノール酸の代謝産物でもあります。食べ物では、アラキドン酸は牛肉や豚肉の脂肪、レバーや卵黄などに含まれ、リノール酸は、ベニバナ油、ひまわり油、ごま油などに含まれています。典型的な洋食は、オメガ3系脂肪酸よりオメガ6系脂肪酸の方がかなり多い傾向があります。

さらに、リノール酸は「見えない油」といわれる植物油脂に含まれています。洋菓子、菓子パン、インスタントラーメンなどの**加工食品の包装紙に記載されている原材料名に「植物油脂」と記載があったら「摂り過ぎに注意」が必要なのです。リノール酸の摂取量が増えた結果、体**

図4　EPA/AA比と「食後中性脂肪値」が相関する心疾患との関係図

EPAの濃度が高いほど、急性の心臓死または心筋梗塞の発症リスクは低くなります。食後高脂血症による冠動脈疾患リスクは、非空腹時の中性脂肪値が低ければ低いほど減少します。皆さんもぜひEPA/AA比を調べてみましょう。

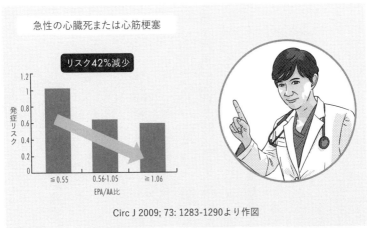

急性の心臓死または心筋梗塞

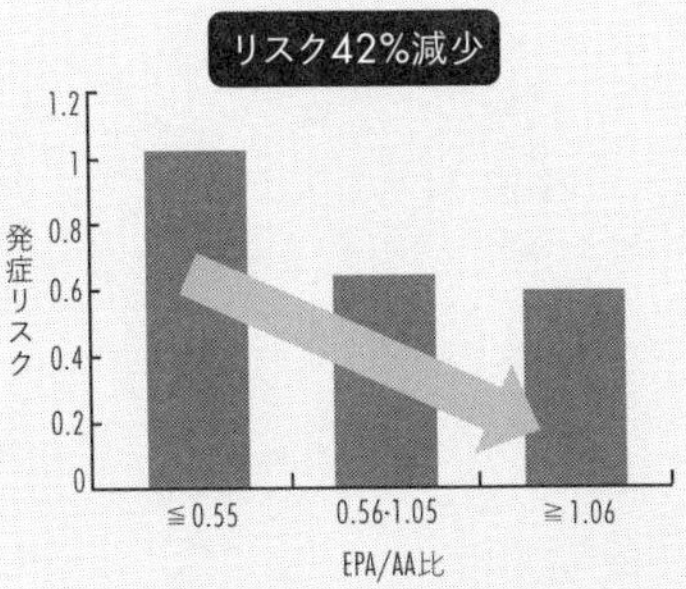

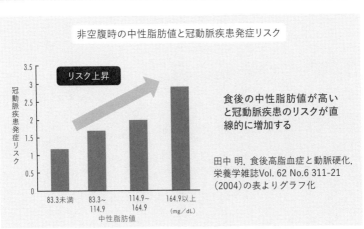

Circ J 2009; 73: 1283-1290より作図

非空腹時の中性脂肪値と冠動脈疾患発症リスク

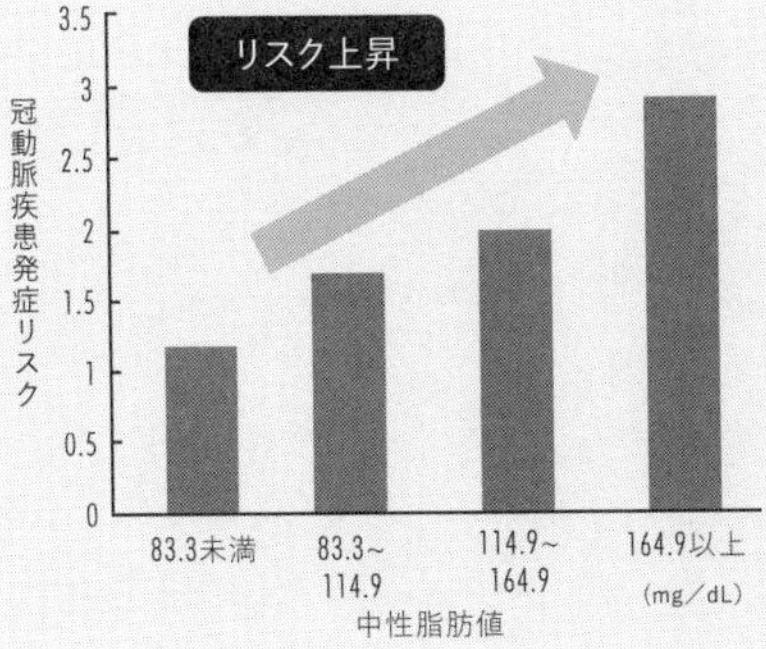

食後の中性脂肪値が高いと冠動脈疾患のリスクが直線的に増加する

田中 明. 食後高脂血症と動脈硬化. 栄養学雑誌Vol. 62 No.6 311-21 (2004)の表よりグラフ化

内ではアラキドン酸が増加してしまうのです。

この2種類の脂肪酸EPAとAAの比率は、健康診断や人間ドックでメニューに入っていない場合にはオプションで採血することができる場合があります。この比率については数多くの研究結果が報告されています。

日本の研究で「JELIS試験[※25]」という有名な研究があり、コレステロール治療薬を内服している方を対象に冠動脈疾患の再発予防に1日1800mgのEPA製剤がどれくらい効果があるかを調べたものです。総コレステロール値が250mg／dL以上の患者さんを平均4・6年の追跡調査で観察しました。**結論は、EPA製剤は高コレステロール血症の患者において冠動脈疾患の発症予防に有望な治療である**というものでした。JELIS試験の二次予防サブ分析（図4上）によると、**EPA／AA比が1・06以上と高い人たちの方が、0・55以下の低い人たちよりも心臓死や心筋梗塞の発症率が42％も低かったのです。**[※26]

日々、人間ドックの結果説明をしている私からすると、このEPA／AA比が1を超えている方は少ないのです。この数値を達成できている方は、魚を毎日摂取していたり、EPA製剤やEPAのサプリメントを積極的に摂取しています。JELIS試験のサブ解析結果を参考にすると、EPA／AA比を0・75以上に維持するようオメガ3系不飽和脂肪酸製剤を使用することが重要と考えられます。[※27]その他数々の研究[※28]から、**EPA／AA比は、0・4以**

下で心血管系疾患のリスクが高いことが報告されているので、人間ドックでは0・4以上を1つの目安としているところが多いのです。

皆さんもぜひ一度EPA／AA比を調べてみましょう。人間ドックの結果説明をする際に、この値からその方の食生活を見ていたかのように当たるこの比率。値の低い方からは、「魚は食べていないです」「魚は嫌いなんです」「子供が小さいので揚げ物が多くて」などの回答がよく返ってきます。**これは未病対策だけではなく、すでに治療中の方にもとても大切な比率です。**

良いアブラと良くないアブラ

飽和脂肪酸（SFA）は、過剰摂取すると血中の総コレステロール値とLDLコレステロール値を上昇させますが、摂取を控えることによってこれらの数値は減少し、心血管疾患の発症リスクも低下します。[※29]『日本人の食事摂取基準（2020年版）』[※30]には、18歳以上の男女の飽和脂肪酸摂取の目標量を総摂取エネルギーの7％以下としています。

また、**SFAを多価不飽和脂肪酸（PUFA）の摂取に切り替えることで、心血管疾患の発症リスクが21％減少した**という報告があります。[※31]一価不飽和脂肪酸（MUFA）への切り替えの効果は明らかにはなっていません。

【脂肪酸の分類】

《PUFA：多価不飽和脂肪酸》

- オメガ3系多価不飽和脂肪酸（オメガ3PUFA）：EPAやDHA（魚油）、α-リノレン酸（エゴマオイルや亜麻仁油）
- オメガ6系多価不飽和脂肪酸（オメガ6PUFA）：リノール酸、γ-リノレン酸、アラキドン酸

《MUFA：一価不飽和脂肪酸》

- オメガ9系不飽和脂肪酸（オメガ9MUFA）：パルミトオレイン酸、オレイン酸（オリーブオイル）

《SFA：飽和脂肪酸》

- ステアリン酸、パルミチン酸など：肉の脂身や鶏皮、乳製品などの動物性食品やココナッツオイル、パーム油

飽和脂肪酸摂取の目標量は総摂取エネルギーの7％以下とされている。その範囲内でいかに長鎖脂肪酸（LCT）を抑えて中鎖脂肪酸（MCT）のメリットを活かすかがポイント。

《トランス脂肪酸》

- マーガリン、ショートニング、ファットスプレッド

ＬＤＬコレステロールを上昇させ，ＨＤＬコレステロールを低下させる。心血管疾患予防のためにはトランス脂肪酸の摂取を控えることが重要。

食後の採血に重要なメッセージが隠れている

30歳を越えたあたりから、男性陣は中性脂肪値や尿酸値が上がって、飲み会などで３人集まれば病気の話が始まったりします。高中性脂肪血症が重度であればあるほど急性膵炎のリスクになります。空腹時の基準値は１４９ｍｇ／ｄＬ以下です。一般的には１０００ｍｇ／ｄＬ以上となった場合に急性膵炎を発症する可能性が高くなります。

健康診断や人間ドックでの血液検査は空腹時に計測しています。また、検査前はよい成績を出そうと思って飲酒を控えたり、食事制限したりして採血に臨もうとしている方も多いと思います。もちろん中性脂肪は空腹時には低くあって欲しいのですが、実は、**食後の高中性脂肪血症も問題なのです。食後高血糖（血糖値スパイク）だけではなく、食後に中性脂肪が高い方は心筋梗塞や脳梗塞のリスクが高い**のです。

１９７９年のZilversmit教授の報告以降、食後高脂血症は動脈硬化の危険因子として注目[※32]されていました。**非空腹時の中性脂肪値が１００ｍｇ／ｄＬ増加すると、心筋梗塞リスクは40%増加するとの報告[※33]や、同じく非空腹時の中性脂肪値が89ｍｇ／ｄＬ増加すると、冠動脈疾**

患リスクは26%増加するとの報告[※34]があります。食後の中性脂肪値が着目され、基準値も決まったのはつい最近のことです。

日本動脈硬化学会は、2022年7月に『動脈硬化性疾患予防ガイドライン[※35]』を改訂しました。**今までは、中性脂肪が高いと診断するための基準値は、「空腹時150mg／dL」だけでした。しかし、今回の改訂により「非空腹時175mg／dL」という新基準が追加された**のです。私は以前から食後の高い中性脂肪値が1日の中で食事のたびに起きていること自体が心血管疾患のリスクになっているのではないだろうか、と考えていました。動脈硬化のリスクをあぶり出すために、外来（人間ドックではなく）に来られる方々には、敢えて食後に採血することも多々ありました。研修医の頃から「空腹でいらしてくださいね」という言葉に違和感を覚えていたのです（空腹での来院指示が出ていたのは、空腹時しか診断のための基準値がなく正確な診断ができなかったことが大きな理由）。

一方、空腹で中性脂肪の値を見ておきたいケースは、健康診断や人間ドック時（他の検査にも影響を与えてしまうので）や非空腹時の値が非常に高値のケース、遺伝子の影響による脂質異常症のケース、脂質異常症の治療を開始する前の正確な判定が必要なケース、膵炎の治療経過をみるケースです。

ここで興味深い研究データを2つご紹介いたします。

1つ目は、1万2866例の男性を対象とした『The Multiple Risk Factor Intervention Trial』（MRFIT）のサブ解析で、非空腹時の中性脂肪値と冠動脈疾患との関係が報告[※36]されています。非空腹時の中性脂肪値200mg／dL以上（1724例）と200mg／dL未満（1085例）とに分けて25年間経過観察による冠動脈疾患死亡率、および8年間経過観察による非致死性（命に関わらない）・致死性（命に関わる）冠動脈疾患発症率を比較しました。結果はいずれも、200mg／dL以上例は200mg／dL未満例よりも有意に高率で、冠動脈疾患死亡率の比較では10年後から有意差がでました。つまり、**10年後の心臓死を予防できるかどうかは、食後の中性脂肪値でも判断できるということです。**

2つ目は、1万1068例（男性4452例、女性6616例）を平均15・5年間経過観察し、非空腹時の中性脂肪値と冠動脈疾患発症リスクとの関係が報告[※37]（図4下）されています。非空腹時の中性脂肪値によって、1群（83・3mg／dL未満）、2群（83・3～114・9mg／dL）、3群（114・9～164・9mg／dL）、4群（164・9mg／dL以上）に分けて各群の冠動脈疾患発症の相対リスクを検討し、1群の相対リスクを1・0とすると、2群1・67倍、3群2・00倍、4群2・86倍と、中性脂肪の上昇に伴ってリスクが有意に増加しました。心筋梗塞については、1群の相対リスクを1・0とすると、2群1・56倍、3群2・05倍、4群3・14倍と増加。狭心症についても、1群の相対リスクを1・0とすると、2群1・64倍、3群1・74倍、4群2・67倍と、同様に増加傾向でした。つまり、**食後高脂血症による冠動脈疾患リス**

クは、非空腹時の中性脂肪値が低ければ低いほど減少すると考えられるわけです。

読者の皆さんも今までの過去の採血データを再度、見返してみましょう。**食後のどの時間帯であっても中性脂肪値が175mg/dLよりも高い方は、脳梗塞や心筋梗塞のリスクが高く要注意となります。**以前は中性脂肪の値が高くても「あっ、食後だから仕方ないですね」で片付けられがちでした（今でもそのように言われてしまうことがあるようです）。

では中性脂肪値が高いと血管の中では何が起きているのでしょう。

中性脂肪値が高い人は、LDLコレステロールのサイズが小さい小型LDLコレステロールが多いことが明らかとなっています。[※38] 例えるならば、血管の中での中性脂肪は大きなサイズのバルーン、LDLコレステロールは小さいサイズのボール。実は、中性脂肪が175mg/dLを超えると血管の中で中性脂肪のバルーンとLDL（悪玉）コレステロールのボールがよくぶつかり合います。中性脂肪の大きいバルーンがたくさんあってLDLコレステロールのボールとぶつかることで構成成分の物々交換（脂質交換：リピッドトランスファー）が起こり、不安定になったLDLコレステロールのボールが肝臓の肝性リパーゼによって分解され、さらにLDLコレステロールのボールサイズが小さくなり、血管の壁の隙間に入り込みやすくなります。**この小さくなったLDLコレステロールを小型LDLコレステロールと呼び、酸化もされやすく、長時間血液中にとどまってしまうため動脈硬化を促進しやすいので「超悪玉**

コレステロール」と呼ばれています（図3）。

また、小型LDLコレステロールが増えるとインスリン抵抗性のある人が増加するという[※39]結果も出ています。食べるスピードが速い方、揚げ物など脂っこい食べ物や糖質、お酒がお好きな方などは、食後の中性脂肪値が高くなりがちなので、食事の方法や内容に気をつけると中性脂肪値が改善します。中性脂肪値が高い方は、HDL（善玉）コレステロール値が下がります。またRLPコレステロール（レムナント様リポ蛋白コレステロール）という、もう1つの「超悪玉コレステロール」も増加させます。これは処理しきれなかった余ったコレステロールです。食後に有意に増加します。

通常、血管の壁に入り込んだLDLコレステロールは変性を受けてからマクロファージに貪食《どんしょく》され、貪食したマクロファージが泡沫《ほうまつ》細胞となり、プラーク（動脈硬化巣）が形成されるのですが、**このRLPコレステロールは、変性を受けなくてもマクロファージに貪食されるため、動脈硬化の初期病変形成を促進させてしまうのです。**

「超悪玉の正体」、RLPコレステロール

RLPコレステロールは他のコレステロールと同様に、血液検査で調べることができます。とは言っても、通常の健康診断では検査しません。人間ドック、あるいは保険診療では循環器

内科、代謝内科などで行なっている検査項目です。
RLPのRはレムナントで、レムナントとは英語の「remain（残る）」が語源の残り物という意味です。レムナント様リポ蛋白（RLP）は、小腸や肝臓で生成されたリポ蛋白（コレステロールなどの脂質が血液中で安定できるようになったほぼ球状の物質）が、血中で分解されて生じる中間代謝産物です。RLPコレステロールは、このレムナント様リポ蛋白を反映する指標となっています。つまり、食べ物を吸収した後の、処理しきれなかったコレステロールを調べている、ということになります。RLPは非常に代謝が速いことが特徴で、健常者の場合、早朝空腹時の血中にはほとんど含まれません[※40]。しかし、脂質代謝異常があると血中に滞留して動脈硬化を促進します。

RLPコレステロールの基準値は7・5mg／dL以下ですが、中性脂肪の高い人が高値になる傾向にあり、**RLPコレステロール値が高い方に、高コレステロール血症、狭心症、脳梗塞、糖尿病の方が多いのです。**糖尿病患者だけではなく、インスリン抵抗性のある方は食後のRLPコレステロールが高値になることが報告[※41]されています。高レムナント（RLP）血症は、以前から動脈硬化の危険因子として知られていました[※42]。この他にも高RLP血症が動脈硬化の危険因子となることを示す多くの報告[※43]が続きます。この結果として2000年には、米国のFDAにより、高RLP（レムナント）血症は冠動脈疾患の危険因子として認められま[※44]

した。

ＬＤＬコレステロールが１００ｍｇ／ｄＬ未満にコントロールされている場合であっても、レムナントリポ蛋白（ＲＬＰ）濃度の高値は、独立した心血管疾患のリスクであることが報告されています。[※45]また**高ＲＬＰ血症は、虚血性心疾患（狭心症など）例の約30％に併発する高頻度の高脂血症で、虚血性心疾患発症のリスクは約３倍となる**ことが報告されています。[※46]

『Framingham Heart Study』では、２８２１例を対象にした冠動脈硬化危険因子の多変量解析の結果、女性におけるＲＬＰコレステロール値の増加が、冠動脈疾患の危険因子として有意に選択されました。[※47]また、冠動脈疾患患者１３５例を約３年間経過観察した結果、ＲＬＰコレステロールの高値群（５・１ｍｇ／ｄＬ以上）は、低値群（３・３ｍｇ／ｄＬ以下）に比べて冠動脈イベント（狭心症再発や血行再建術施行、心臓死など）の発生率が高いことが報告されています。[※48]

血管レベルでも興味深い研究結果があります。ＲＬＰは、変性したＬＤＬコレステロールと同様に、動脈壁のマクロファージに容易に取り込まれ、マクロファージの泡沫化を促進してプラーク（動脈硬化巣）を形成することを示唆する研究結果があります。[※49]冠動脈疾患患者58例において、ＲＬＰコレステロール値とＰＡＩ－１（パイワン、血栓を作る働きがある）値の強い正相関を認め、[※50]**ＲＬＰコレステロールが増加すると血小板凝集能が亢進して血管内に血栓を形成することや、ヒトの冠動脈の内皮細胞依存性の血管弛緩反応が障害される**（血管が硬くなる）ことを示しています。[※51] 糖尿病や冠動脈疾患患者は、食後は長時間RLPが高値を持続するため、動脈硬化リスクを評価するためには食後状態でのRLP測定が必要となるのです。[※52]

RLPコレステロール値は、糖質や揚げ物をよく食べる方、飲酒量が多い方、食べるのが速い方、運動不足の方などで高くなります。予防としては、肥満の方はまず減量、大豆製品や食物繊維を多く摂取すること、揚げ物を控えて魚を増やすこと、オメガ3系脂肪酸の豊富な食品を摂ること、ジョギング、ウォーキングなどの有酸素運動をすることなどが大切です。

「家族性」だからこそ心配なのです

生まれつきLDLコレステロール値の高い、家族性高コレステロール血症（FH）の方がいます。日本には25万人以上いると推定されています。「母も姉も高くて、家族性なので昔から心配していないんです」と患者さんから言われることがあります。しかし、実はとんでもないことなのです。これは、今まで医師がしっかりと説明をしてこなかったのが原因だと思います。「家族性だから危ないんですよ」、という啓蒙をせずに検査結果を放置してきた医師にも責任があると思います。

LDLコレステロールは、通常、肝臓で大部分が処理されますが、**FHの方は、肝臓で処理できないか処理能力が低いので、LDLコレステロール値が高くなる**のです。

生まれてから今までのLDLコレステロール値の累積《るいせき》という概念（仮説）があり、家族性高コレステロール血症の方は、通常よりも高いLDLコレステロール値で歳を重ねていきますので、今までの数値の累積が、心筋梗塞を起こす危険性のある累積値に早めに到達してしまう、というものです。心筋梗塞の発症は、男性では40歳代がピーク、女性では50歳代がピークです。

LDLコレステロール値が180mg／dL以上で、皮膚の黄色腫やアキレス腱の肥厚を認めていたり、家族にLDLコレステロール値が高く、若くして心筋梗塞を発症した方がいる場合には、ご自身も心血管疾患のリスクが高いのでなるべく早めに病院を受診しましょう。

FHの患者さんで、スタチン（コレステロール治療薬）の治療がされた群とされていない群の生存曲線は明らかに異なっています。※53 **FHの患者さんに対するコレステロールを下げるためのスタチン投与の有用性は確立されている**のです。

あなたは単なる「高血圧」ではないのかも

日本の高血圧人口は約4300万人。 人間ドックや健康診断で、高血圧を一度は指摘されたことがある方は、もう一度、その結果を見直してみましょう。日本高血圧学会の『高血圧治療ガイドライン2019』※54によると、高血圧の基準値は、診察室では収縮期血圧／拡張期血圧のどちらか一方、または両方が140／90㎜Hg以上です。ちなみに家庭血圧では、収縮期血圧

／拡張期血圧のどちらか一方、または両方が135／85㎜Hg以上の場合に高血圧です。**正常血圧は、診察室では120／80㎜Hg未満、家庭血圧では115／75㎜Hg未満です。**

「いざとなったら薬飲めばいいんでしょう?」と思われている方がいるとしたら、実は落とし穴があるのです。内服治療を開始してもなかなか血圧のコントロールができないことがあるのです。これを「治療抵抗性高血圧」といいます。肥満の改善や減塩、節酒などの生活習慣の改善に加えて、利尿剤を含む作用の異なる3剤以上の降圧剤を内服しても、なかなか治療目標値に下がらないケースをいいます。日本の報告では、J－HOME研究[※55]にて13％、海外の報告では、治療中の高血圧患者96万1035例のメタ解析において、観察研究では13・7％、ランダム化比較試験（RCT）では16・3％の割合で、治療抵抗性高血圧の患者を認[※56]めました。

実は、血圧がコントロール困難なのは、血圧を上げるホルモンに異常が起きているなど、他に病気が隠れていることが原因です。何か疾患があって血圧が高くなっている病態を2次性高血圧と呼んでいます。具体的には、副腎という左右の腎臓の上に乗っている小さい臓器に腫瘍が隠れていたり、腎臓を養う動脈が極度に狭くなっていたり、甲状腺機能に異常を認めることがあるのです。**高血圧を指摘された方は一度、内科を受診して、血圧を上げるホルモンである「レニン」と「アルドステロン」、「カテコラミン分画」、「甲状腺ホルモン」などの採血項目を調べてもらいましょう。** この検査により「原発性アルドステロン症」や「腎血管性高血圧」、「褐色細胞腫」、「甲状腺機能亢進症」といった病態が見つかることがあります。

原発性アルドステロン症は、ホルモン値とは関係のない、血圧を上げる病態がない高血圧（本態性高血圧といいます）の方と比べて、脳や心臓の疾患、慢性腎臓病のリスクが高いことがわかっています。また、「睡眠時無呼吸症候群」も2次性高血圧の原因になりますので、家族にいびきを指摘されていたり、「寝ている時に呼吸が止まっていたよ」と指摘されたことがある方は、睡眠専門のクリニックを受診して、まずは家でも装着できる簡易検査を受けてみましょう。

これらのホルモン検査や睡眠時無呼吸症候群の検査は、通常の人間ドックでは行わない検査です。「人間ドックだから全部調べている」と安心しがちですので注意が必要です。

高血圧治療において収縮期血圧を5㎜Hg降圧することにより、脳心血管リスクが約10%減少するという研究結果[※57]があります。高血圧の方は放置せずに、必ず内科を受診するようにしましょう。

首の血管のプラークは危険のシグナル

全身の血管はすべて繋がっています。毛細血管も含めてすべてを1本につなげるとその長さはなんと地球を2周半し、10万㎞もあるのです。

頸動脈とは心臓から脳に向かう血液の通り道です。高血圧や脂質異常症、糖尿病、メタボリック症候群、喫煙習慣などがあると、血管に慢性的な炎症が起こり血管壁が厚くなっていきます。**血管は繋がっていますから、ここに動脈硬化があると、他の動脈にも同じようなことが起きている可能性が高い**のです。全身の血管を調べるわけにもいきませんから動脈硬化の状態を簡便に調べる方法として、頸動脈を超音波で確認し、併せて他の血管のダメージを予測しているわけです。

ところで皆さんは、動脈硬化はいつから始まっていると思いますか？　実は、胎児期からすでに動脈硬化の準備が始まっている[※6]のです。

動脈の壁は内膜、中膜、外膜の3層からなっています（図5）が、動脈硬化は、このうち内膜に起きます。内膜がなければ動脈硬化は始まらないのです。この内膜、一部の動物を除き大部分の動物には存在しないのですが、早い場合には妊娠5カ月くらいの胎児から内膜が形成され、生まれる時は30～40％に内膜があり、2歳になる頃にはほぼ100％のお子さんに内膜が形成されています。**20歳になるとすでに動脈硬化が起き始めていることが確認されるようになり、30歳頃には多くの人の血管で軽い動脈硬化を、40歳を過ぎたらほぼすべての人の血管に動脈硬化を認めるようになります。**

動脈硬化は大きく分けると2つのタイプがあり、「アテローム性動脈硬化」と「非アテローム性動脈硬化」があります。頻度が多いのはアテローム性で、これは粥状《じゅくじょう》動脈硬化ともいわれ、血管の内側に向かって成長するプラークが特徴で、プラーク内には、コレステロールや炎症細胞、平滑筋細胞などが含まれており、いわゆる動脈硬化と呼ばれるものがこれらとなります。

前述のとおり動脈の壁は、内膜、中膜、外膜の3層構造から構成されています（図5）。この動脈硬化が起きやすい血管の壁の特徴として、3層構造のうち内膜や中膜の発達がよい、ということが挙げられます。そのような特徴を持った動脈は、**頸動脈以外に心臓の血管である冠動脈、脳、大動脈、腎動脈、大腿動脈などの太い血管があります。**これらの血管の動脈硬化が進んでしまうと、狭心症や心筋梗塞、脳梗塞、腎梗塞などにつながります。**糖尿病や脂質異常症、高血圧、喫煙習慣などが原因です。**

一方、非アテローム性には2種類あり、一つは「メンケベルク型動脈硬化（中膜石灰化硬化）」という、50歳を超えると認められるようになるものがあり、加齢に伴って変性した中膜に石灰化を起こして血管自体が硬くなるのですが、内腔は狭くならないタイプの動脈硬化です。主に上下肢の動脈や腸管膜動脈、骨盤内の動脈の中膜に起き、主として糖尿病で形成されます。

もう一つは「細動脈硬化」といって、末端の細い血管で起きるものがあり、糖尿病の方の腎臓の細い動脈がさらに狭くなることで腎臓の血流が悪くなったり、高血圧の方の末梢の血管に起きることで血管抵抗が高くなり、さらに高血圧が維持されてしまったり、脳の深いところの細い血管で起きて「ラクナ梗塞」の原因になったりします。

頚動脈超音波検査で頚動脈硬化が見つかった場合には、心臓や脳の動脈にも同じような状況が起きている可能性があります。狭窄の程度に関わらず（自身では狭窄がどの程度かドック結果を見ても判断は難しいと思われますので）、心臓ドックや脳ドックを受けるきっかけとして意識されるといいでしょう。もちろん、ドック結果を説明してくれる病院であれば、コレステロールや血糖コントロールなど、次の対策も教えてもらえると思います。

なぜ血管に石灰化が起きるのか？

人間ドックでよく指摘される動脈の石灰化ですが、実は、血管の内膜の石灰化と中膜の石灰化とでは意味合いが異なっています。ＣＴ検査や超音波検査で見つかる動脈の石灰化の本体は、リン酸カルシウムです。本来沈着する部位ではないこの石灰化のことを異所性石灰化と呼んでいます。この動脈の石灰化は、動脈硬化プラーク量と相関し、心筋梗塞などの心血管疾患のリスク因子であることが示されています。[※58]

血管の石灰化は、動脈硬化に伴う内膜の石灰化と、細動脈に認められる中膜が石灰化するメンケベルク型に分類されます。[※59]

内膜石灰化（粥状内膜石灰化）は、アテローム症とも言うべき病態で、アテローム性動脈硬化のプラークに認められる石灰化で、**高ＬＤＬコレステロール血症や低ＨＤＬコレステロール**

血症のような脂質代謝異常と大きな関連性[※60]**があり、炎症がメインとなり進行していきます。**初期の石灰化は平滑筋細胞のアポトーシス（細胞の自然死）などから始まり、プラーク内の脂質コア内に微小石灰化として観察[※61]されます。微小石灰化は炎症性プラークの特徴の1つです。**血管内腔が狭くなったり、プラークが破綻するなどして心筋梗塞や脳梗塞、下肢の動脈硬化である閉塞性動脈硬化症の発症に関与**しています。

一方、中膜石灰化（メンケベルク型動脈硬化）は、硬化症とも言うべき病態で、細動脈の中膜内の内弾性板（内膜と中膜の境）に沿った顆粒状の石灰化と中膜平滑筋細胞周囲の石灰沈着から始[※62]まり、やがて全周性に広がっていく石[※63]灰化で、代謝異常（カルシウム（Ｃａ）やリン（Ｐ）代謝・骨代謝）がメインとなり進行してい[※64]きます。高リン血症が血管中膜石灰化と密接な関係を示[※65]すことは明らかにされています。中膜の平滑筋や線維にリン酸カルシウムが沈着して動脈の壁が硬くなって弾力性が落[※66]ち、上の血圧（収縮期血圧）の上昇、脈圧（血圧の上と下の差）の増加を引き起こし、やがて左室肥大、左心室の拡張機能の障害などを起こします。

中膜石灰化は、特に高齢者、糖尿病患者、末期腎不全患者に著明に認め[※67]**られ、主として糖尿病によって形成され、下腿動脈に好発する**とされてい[※68]ます。特に末期腎不全患者において、中膜石灰化の強い例では明らかに生命予後は悪いとの報[※69]告があります。これらの石灰化の発症には、共通の機序が関与しています。

図5　動脈の壁は、内膜・中膜・外膜の3層構造で構成されている

動脈硬化が起きやすい血管の壁は、内膜や中膜の発達がよいという特徴があります。このような特徴をもった動脈は、頚動脈以外にも、冠動脈・脳・大動脈・腎動脈・大腿動脈などの太い血管があります。

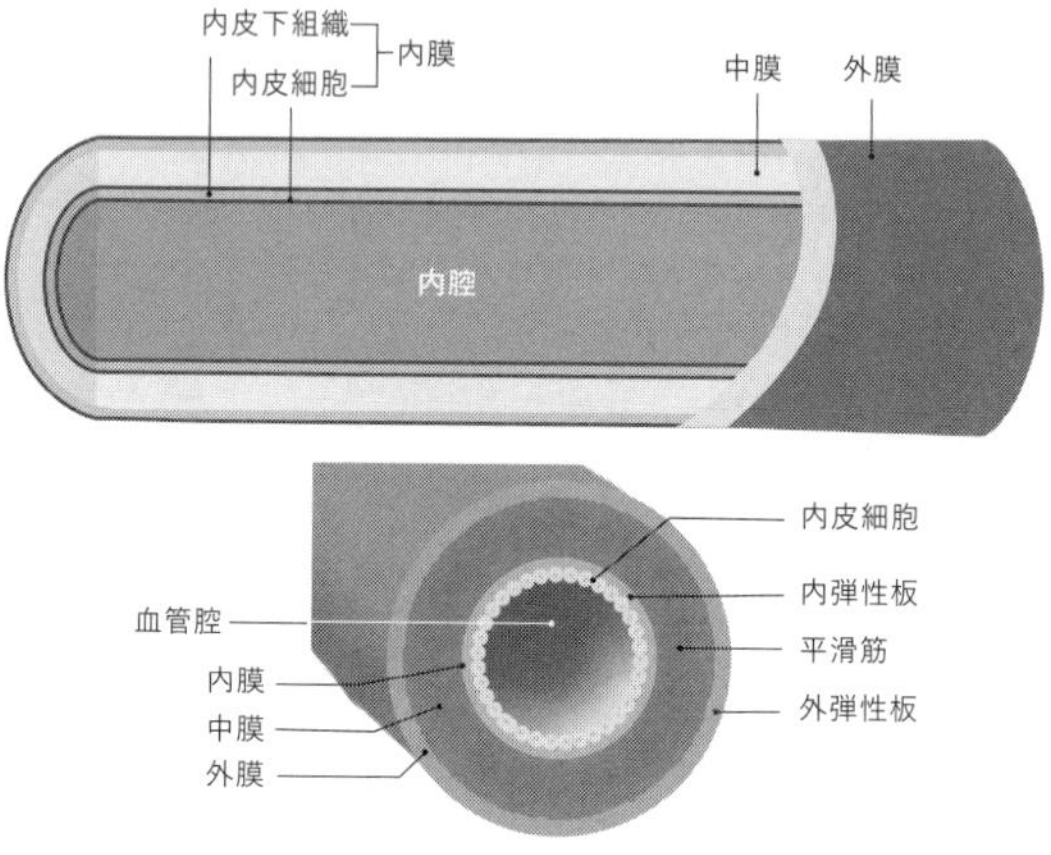

通常は中膜に存在している血管平滑筋細胞は、炎症性サイトカインなどによる刺激によって動脈硬化巣へ遊走するので、内膜のプラーク内にも存在しているわけですが、その血管平滑筋細胞は普段は石灰化を抑制する因子（骨石灰化調節因子）MGPを分泌することにより[※70]、血管の石灰化を抑制していることがわかってきました[※71]。

生体内に存在する最も重要な石灰化抑制因子はピロリン酸で、比較的高濃度で血中に存在するだけでなく、血管平滑筋細胞により局所的にも産生されます[※72]。その他の石灰化抑制因子としては、Fetuin Aが血中でリン酸カルシウム、リンと複合体を形成して過剰なカルシウム結晶析出させることなく処理します[※73]。**慢性炎症や酸化ストレスによって、血管平滑筋細胞が老化し、骨芽細胞様細胞（骨を作る細胞）や軟骨細胞様細胞への分化（形質転換）、石灰化阻害因子の分泌**

欠乏、さらに粥状内膜ではマクロファージと協調することにより石灰化が進む[※74]のです。よって、**加齢、糖尿病、慢性腎臓病は、内膜も中膜も両方の石灰化を促進させます。**

また、骨密度が低い人ほど、動脈の石灰化は進行しているという報告[※75]もあります。

高リン（P）血症とカルシウム（Ca）×P高値は血管の石灰化を促進させることがわかっています。また石灰化の進行は、血清P濃度、Ca×P積、Ca摂取量に相関し、無機リン（Pi）が血管平滑筋の石灰化を引き起こす機序についても明らかにされて[※76]おり、Ca負荷がリンによる血管中膜の石灰化を促進することが、血管組織培養系の研究[※77]で確認されています。

カルシウム製剤によるCa負荷は、血清Ca濃度を上昇させリン負荷と相まってCa×P積の増大をきたし、Ca×P積が55・0以上の場合では血管石灰化が進む現象も報告[※78]されています。過剰な活性型ビタミンD製剤投与によってCa×P積を上昇させたり、腎機能が低下した骨粗鬆症患者にCa摂取量を増加させることはかえってマイナス効果を生む可能性があり、実際、高齢の骨粗鬆症患者にCa負荷を行うと生命予後を悪化させるという報告[※79]もあります。

弁膜症も動脈硬化のあらわれです

一般に男性では50歳代頃から、女性では閉経後の60歳代頃から徐々に冠動脈の石灰化が増加

するといわれていますので、人間ドックで胸部CTを撮影したときは、肺だけではなく、冠動脈の石灰化にも注目しておきましょう。

大動脈弁に石灰化があると、冠動脈や他の血管にも動脈硬化の可能性があります。これは通常の健康診断では指摘されない領域です。人間ドックでは胸部CT検査で気がつく所見ですが、結果帳票には記載されない可能性があります。

心臓の左心室から大動脈に血液が送り出されるわけですが、大動脈弁は、まさにその大動脈の入り口にある弁です。実は、**この大動脈弁の石灰化の原因として動脈硬化に伴うものが増えてきています。動脈硬化によって弁の組織が石灰化して硬くなるのです。**大動脈弁の石灰化が進むと弁の動きが硬くなり、弁が十分開ききらない「大動脈弁狭窄症」を発症します。**これは失神や呼吸困難、胸痛、さらには突然死の原因にもなります。**

胸部CT検査で大動脈弁に石灰化を指摘された場合や、診察時に心臓に雑音を指摘された方は、必ず心臓超音波検査で心臓弁膜症のチェックをしましょう。動脈硬化対策は、実は心臓の弁膜症対策でもあるのです。逆も言えるわけで、繰り返しになりますが大動脈弁の石灰化が著明な場合には、冠動脈にも動脈硬化が起きている可能性があります。弁の手術が必要な際、心臓の血管に動脈硬化がないか、心臓造影CT検査やカテーテル検査で調べるのは、無事に手術を行うためだけではないのです。

さらに、心臓の左心室と左心房の間には僧帽弁《そうぼう》という弁が存在しています。**僧帽弁がしっか**

り閉じなくなって血液の逆流が生じた状態を「僧帽弁閉鎖不全症」といいます。この弁も動脈硬化によって石灰化を起こして弱くなることが原因のケースが増加しているのです。

隠れ脳梗塞は血管の「ゴースト化」が原因

「あの人、急に老けてきたんじゃないか」と思ってしまったことがある方、もしかしたらあなた自身も気をつけておかないといけない時期かもしれません。

人の血管の全長は約10万㎞。その血管全体の95％以上を占める毛細血管は全身の細胞に栄養と酸素を届けています。内径は5μm（1000分の5㎜）です。これは髪の毛のおよそ20分の1に相当します。毛細血管の血流は、爪の付け根の皮膚を血流スコープで観察すると確認することができます。**毛細血管の血流が悪くなり、毛細血管の外に血液成分が漏れ出すようになってくると、その毛細血管は形がいびつに蛇行して長さも短くなって、ついには見えなくなってしまいます。これを「ゴースト血管」と呼んでいます。**

自分で簡単に調べる方法としては、爪の根元を5秒間、反対の指で圧迫して離します。赤みが戻るまで2秒くらいまでならば、ゴースト血管にはまだなっていないと思われます。5秒以上かかる場合には要注意です。毛細血管が「ゴースト化」すると、シミやシワなどの皮膚の老化や薄毛、冷え性、足のむくみだけではなく、糖尿病や高血圧などの生活習慣病を悪化させ、認知症のリスクも高くなります。

皆さんは、頭部のＭＲＩ検査を行なったことはありますか？　ドックの結果説明で脳の画像で白い点々を指摘され「隠れ脳梗塞」です、と指摘されたことがある方、あるいは結果の欄に「白質病変」と記載されている方は、まさに脳の毛細血管が「ゴースト化」しているということなのです。

白質病変は、年齢が上がれば通常見られる変化ではあるので「年のせいだから仕方ないですよ」的な説明を受けて、病院からご帰宅されるのではあまりにも寂し過ぎます。この「実年齢相当の変化」ってなんだろうと思いませんか。実際、さまざまな方に結果説明をしていると、やはり、運動している方や食習慣に気をつけている方の脳は、びっくりするくらい若いのです。

日々、脳内では「アミロイドβ（ベータ）」というタンパク質が作られており、通常は脳のごみとして毛細血管を通して短期間のうちに分解されて排出されています。ところが、**ゴースト血管になっていると、この「アミロイドβ」が十分に排出できず、溜まっていきます。この蓄積した「アミロイドβ」が塊になって神経細胞にまとわりつき「アルツハイマー型認知症」の始まりとなるのです。**「アミロイドβ」の蓄積は、認知症を発症する十数年前から起こっていると言われています。

この期間を**「軽度認知障害（ＭＣＩ）」**と呼びます。運動によって、この「アミロイドβ」の蓄積が減少することは研究で明らかになっているので、早めの時期からの運動不足解消は、将来の認知症対策を始めたことにもなるのです。

毛細血管がゴースト化してしまうのを防ぐ鍵となるのは、「酸化」と「糖化」を防ぐことです。色の濃い緑黄色野菜や、アスタキサンチンを含むエビ、カニ、サケや、硫化アリルを含むニラ、ネギ、玉ネギなど抗酸化作用のある食事を心がけ、甘いものや揚げ物、過度の飲酒を控えて禁煙する、素焼きアーモンドなどの食物繊維を摂取するといった糖化対策を行うこと、有酸素運動を心がけることなどが重要です。

有酸素運動や筋トレを行うと、筋肉から分泌される「ブラジキニン」という物質が血管内皮細胞に働きかけ、血管拡張物質である「一酸化窒素（ＮＯ）」を分泌させ、このＮＯが血管平滑筋細胞（血管をとりまく筋肉のような働きをする）に到達することによって血管を弛緩させるので、血管がやわらかく、しなやかになります。これにより、血液の流れがスムーズになるのです。

長時間のデスクワークなどで筋肉が凝り固まっていると、血管が筋肉に圧迫されて血流が悪くなっています。そのようなときは、ぜひストレッチをしましょう。**ストレッチで筋肉を柔らかくすると血管の圧迫がなくなって血流が改善します。この加速した血流も血管の内側の壁（血管内皮細胞）を刺激するのでＮＯの分泌が促進される**のです。人間ドックで血管年齢が高かった人は、まずはストレッチを取り入れてみましょう。

また、大阪大学微生物病研究所情報伝達分野の高倉伸幸教授らの研究によりますと、**毛細血管そのものを強くしたい場合には、シナモン（桂皮）を摂取するとよい**ようです。シナモンに含まれるβシリンガレシノールは、毛細血管の外側の壁を構成する壁細胞の血管への接着力を上げ、内側の壁を構成する内皮細胞同士の接着力を上げることで血管を強化し、血管外への血液成分などの漏れを防ぐことにつながるようです。

さらに、**ルイボスティーや香辛料のヒハツ（ロングペッパー）に含まれる物質にも同様の効果**が認められた、との研究結果も出ています[※80]。毎日の食卓に取り入れてもよいですね。

足の血管が硬いと、心臓が危ない！

普段歩いているときに足が冷たくなって痛くなり、歩きにくくなっていませんか。**足の血流が悪くなると足の血圧が下がってきます。**足の甲の一番高くなっているあたりを3本の指を揃えて触れて、脈を感じるかどうか試してみましょう。健康診断や人間ドックで血管年齢を調べる際に「ＡＢＩ（足関節上腕血圧比）検査」という、比較的太めの血管の詰まりの程度を調べる検査があります。方法は、仰向けに寝た状態で両腕と両足首の血圧を測定し、左右それぞれの足首の収縮期血圧を、上腕の左右どちらか高い方の収縮期血圧で割って算出します。

例えば、右上腕血圧１３０／88㎜Ｈｇ、左上腕血圧１２３／82㎜Ｈｇであれば、高い方の収縮期血圧は130です。この時の右足首血圧139／84㎜Hg、左足首血圧150／77㎜Hgでしたら、右足のABIは139÷130＝1・07、左足のABIは150÷130＝1・15となります。安静時のABIの標準値は1・00〜1・40の範囲ですが、0・90未満、あるいは以下の場合、下肢に向かう動脈の内腔が動脈硬化で狭くなっていることが疑われ、低ければ低いほど狭窄や閉塞をしている可能性が高くなります。自身の結果を見直してみましょう。

動脈硬化によって足の血流が低下し、足の冷感やしびれ感があり、歩行中、足の痛みで動けなくなって、少し休むとまた歩けるようになる（間欠性跛行《はこう》）などの症状が現れる疾患を下肢閉塞性動脈疾患（LEAD）といいます。以前はASO（下肢閉塞性動脈硬化症）と呼ばれていました。LEADではABIが0・9未満、あるいは以下に低くなります。この疾患は50歳以上の男性に多く、主に腹部大動脈末梢から下肢の動脈に動脈硬化を起こしています。動脈硬化を起こす危険因子である脂質異常症や糖尿病、高血圧、喫煙習慣など複数の因子を持っている方に発症する傾向があります。**動脈硬化の危険因子を複数持っているがために、全身的な動脈硬化を伴っており、心筋梗塞、脳血管障害などによる死亡の危険性が高くなります。**

日本では、ABI 0・90（未満あるいは以下）の頻度は、60歳以上で1〜3％、70歳以上で2〜5％で認められ、男性は女性の2倍前後LEAD有病率が高くなっています。[※81] 喫煙しているとLEADの合併は3・8倍で、20年以上禁煙していると非喫煙者と同様の発症率に低下[※82]

します。日本における各疾患のＡＢＩ０・90未満の有病率を見てみましょう。平均年齢61歳の糖尿病患者を対象とした研究では7・0％、65歳以上の糖尿病患者では12・7％に増加[※83]します。高血圧患者は4・7％、透析患者は10〜20％、冠動脈疾患患者では16％、脳血管疾患患者では19％[※84]でした。

『末梢動脈疾患ガイドライン2022年改訂版[※85]（日本循環器学会／日本血管外科学会合同ガイドライン）』では、ＡＢＩの低下は、将来の脳心血管疾患を発症する強力な予知因子であるとしています。日本の疫学研究では、ＬＥＡＤを含む末梢動脈疾患（ＰＡＤ）の29・7％に心血管疾患を、17・1％に脳血管疾患を合併[※86]していました。

また、過去のメタ解析では**ＬＥＡＤ患者の14％に70％以上の頸動脈狭窄**を認[※87]めました。

ＡＢＩが0・9以下の人と正常値の人で、心血管疾患による10年後の死亡率を比較したところ、男性（18・7％ vs. 4・4％）と4倍以上、女性（12・6％ vs. 4・1％）と3倍以上、ＡＢＩ低値の人で有意に死亡率が高かったとの研究結果[※88]があります。

ＬＥＡＤを合併した心血管疾患患者の冠動脈病変は、石灰化を伴った、より複雑でより重症な病変のことが多いので、死亡率も有意に高くなってしまうものと思われます。もし、健康診断や人間ドックでＡＢＩが低いという結果が出ていたら、放置せずに早めに循環器科を受診し、心臓や脳の血管の検査や頸動脈超音波検査を受けましょう。

第4章 健康長寿は食習慣の改善からはじまる

Chapter 4
"Essential for Promoting Health"

なぜ、朝食を抜かない方がよいのでしょうか。
それは、高血圧になりやすく、さらに肥満、糖尿病、
脂質異常症、便秘のリスクも上がるからです。
食べる順番は、ベジファーストも重要です。
オイルをはじめとした、様々な必須栄養素についても、
今こそ「知っておきたい大切なこと」を説明します。

リスクを上げる「朝食はいらない」

40歳代は「責任世代」といわれています。仕事が忙しく夜遅くまでかかるために、帰宅も夕食も遅く睡眠時間が短くなってしまいます。毎日のように接待やお付き合いが続き、お酒も入り就寝時間が遅くなってしまい、遅刻ギリギリまで寝て朝食も食べずに出勤する。そんな毎日をおくることになってしまうケースをよく見かけます。

厚生労働省の『令和元年国民健康・栄養調査報告[※1]（令和2年と3年は、新型コロナウイルス感染症の影響により調査中止）』では、**朝食の欠食率（この調査でいう欠食とは、菓子・果物などのみ、錠剤などのみ、何も食べないを定義）は、30〜39歳が24・6％と一番多く、40〜49歳が22・5％、50〜59歳は17・8％、それ以降は年齢が上がるごとに低下傾向**です。

男女別にみると、男性の場合、30〜39歳は27・1％、40〜49歳が28・5％と一番多く、50〜59歳は22・0％。女性の場合、30〜39歳が22・4％と一番多く、40〜49歳が17・1％、50〜59歳は14・4％。男女ともにそれ以降は年齢が上がるごとに低下傾向です。

一人世帯でみると、30〜39歳は21・4％、40〜49歳が42・9％と一番多く、50〜59歳は19・2％。男性の場合、30〜39歳は12・5％、40〜49歳が50・0％と一番多く、50〜59歳は25・0％。

女性の場合、30～39歳が33・3％と一番多く、40～49歳は25・0％、50～59歳は14・6％です。

では、朝食を抜くと、何がよくないのでしょうか。

朝食を食べる習慣のある人とない人を比較して、食べる習慣のない人は高血圧になりやすく、さらに肥満、糖尿病、脂質異常症のリスクも上がることが報告されています。

朝食を食べなければ腸が刺激されず蠕動運動が始まらず、便秘のリスクも上がります。**朝食を食べることによって消化管が動き出し、その消化管運動によって睡眠中に低下した体温を上昇させ、心身ともにエネルギーに満ちた状態**になります。

また、体内時計もリセットできません。私たちの体温やホルモン分泌などを調整している体内時計の日内リズムが1日何時間かご存じでしょうか。実は、約25時間なのです。地球の1日の周期は24時間ですので、毎日調整が必要です。この1時間のずれを解消するために、毎日起床時に日光を浴びることによる光刺激を受けたり、朝食を食べることで体内時計を早めて24時間に調整しているのです。

それでは、空腹時の体内ではいったい何が起きているのでしょうか。空腹で活動を開始しようとして、**エネルギー源を血中のブドウ糖に求めても、食事を食べていませんからブドウ糖が足りなくなるわけです。脳では、ブドウ糖をエネルギー源にしていますから脳の回転が悪くなり、集中力や記憶力の低下につながります。**実は、脳はブドウ糖以外にケトン体もエネルギー源にできますので、体脂肪を燃焼させてエネルギー源にしようとします。ここでもし**MCT（中鎖脂肪酸）オイルを朝食の際に摂取していれば、すぐに脳のエネルギー源となるケトン体が肝臓で作られて、脳はフル活動できる**のです。

前日の夕食以降、朝食を摂らずに昼食まで何も食べずにいると、食事と食事の間隔が長くなり、**次の食事の際に血糖値の急上昇が起きる「血糖値スパイク」を起こしやすくなります。**これは、朝のエネルギー不足の状況に対処しようとして、体内では、膵臓からはグルカゴン、副腎からはカテコールアミンといった、血糖値を上げるホルモンが多く分泌されるようになることが一因となっています。膵臓から分泌されるホルモンはインスリンだけではないのです。インスリンはこれらとは逆で、血糖値を下げる作用があるホルモンです。このグルカゴンやカテコールアミンによる血糖上昇作用は、食事によって補われるほどの効果はありません。そのような中で、昼食時間が訪れます。職場の同僚や上司とラーメンや天丼など糖質の多い昼食時間がやってきます。しかし、休憩時間は限られていますから、早く食べないと職場に戻れません。一度つかんだ箸は二度と箸置きに戻ることなく、すべてのご飯をあっという間に平らげてしまうわけです。

エネルギー不足を感じている身体は糖をできるだけ多く吸収しようと待ち構えていますし、先ほどの2種類のホルモンは一生懸命血糖値を上げようとしていますから、一気に血糖値は急上昇してしまいます。いわゆる「血糖値スパイク」の始まりです。

図6　朝食の摂取回数と脳卒中リスク（国立がん研究センターによる調査から）

1週間あたりの朝食摂取回数が0～2回と少ない人は、毎日食べている人に比べて脳卒中全体で18%、脳出血で36%高くなっていました。朝食を食べない人の方が朝の血圧が上昇するために、より危険性が高いのではないかと考察されています。

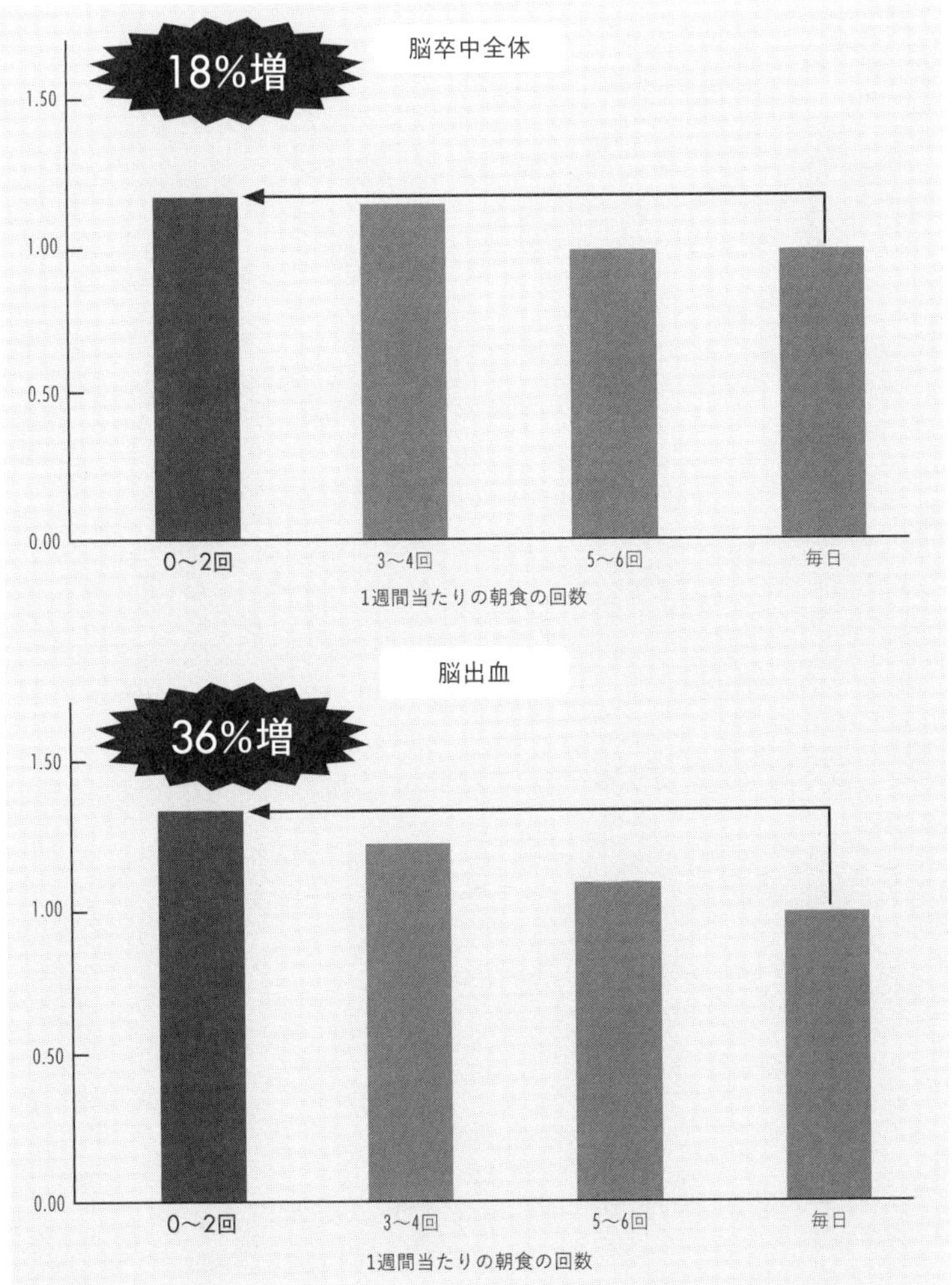

国立がんセンター「多目的コホート研究（JPHC Study）2016年」より改変

血糖値の上昇に伴ない、膵臓からは、あの有名なインスリンが「ここぞ」とばかりに大量に分泌されます。インスリンが過剰に分泌されることにより、余分なブドウ糖が脂肪として体内に蓄えられるため、体脂肪が増加します。また大量のインスリンにより血糖値は急激に低下します。ジェットコースターのように**乱高下するこの血糖値の変化を「ジェットコースター血糖」**ともいいます。そして、今度は低血糖状態になり、食後の強い眠気や倦怠感、イライラ感が出てきます。午後の大事な会議で居眠りする部下やイライラした上司のいる会議室、と効率の悪い会議になってしまうわけです。

さらに、先ほどの血糖値を上げようとしたカテコールアミンには血圧も上げる作用がありま す。また、朝食を抜いたことで、空腹によるストレスなどから血圧が上昇することが報告されています。逆に、朝食を摂取することで血圧上昇を抑えられることも報告されているのです。

朝食時間は「ライフスタイル」に合わせて

「早朝の血圧上昇が危険だ」という話は、どこかでお聞きになられたことがあるかと思います。**早朝高血圧は、心筋梗塞や脳卒中などを起こすリスクが高く、夜間や早朝の血圧コントロールが重要視されています。**

国立がん研究センターの報告[※2]では、1週間あたりの朝食摂取回数が0～2回と少ない人は、毎日食べている人に比べて、脳卒中全体で18％、脳出血で36％高くなっていました（図6）。毎日朝食を摂る方と比べて、食べない方の方が朝の血圧が上昇するために、脳出血を起こす危険性が高くなっていたのではないかと考察されています。朝、忙しくてしっかりと朝食を摂る時間が持てない、という方には果物摂取という選択肢もあります。果物の1日あたりの摂取目標量は、約200〜300gとされています。糖尿病の方の果物の1日の摂取量の目安は80キロカロリーです。

この80キロカロリーで見てみると、りんご1／2個（＝150g）、バナナ1本（＝100g）、みかん2個（＝200g）、キウイ1・5個（＝150g）に相当します。果物には、ブドウ糖、果糖、ショ糖という糖質が含まれています。血糖値の上げやすさを示すバロメーターに「グリセミック・インデックス[※3]（GI）」というものがあり、**GI値が高いほど血糖値が上がりやすく、低いほど血糖値の上昇が緩やかになります。**

当初、基準糖質にはグルコースのGI値を100としたものが用いられていましたが、現在は、白パン、米飯などが採用[※4]されています。本書では、数値の混乱を避けるために従来のグルコースのGI値を100とした場合の数値で統一します。疫学研究の結果をまとめたメタ解析[※5]では、GI値の高い食事が糖尿病や心筋梗塞の発症リスクを増加させる可能性が示されています。糖類のGI値を見てみると、ブドウ糖のGI値100に対して、**ブドウ糖と果糖がつながったショ糖は68、果糖は19となっています。ちなみにキウイのGI値は35、バナナ**

のGI値は55、りんごのGI値は36です。GI以外に、GL（グリセミックロード＝食品の糖質量（g）×GI値÷100）という、1食量を想定した指標もあります。

果物も、食物繊維が多く含まれていれば血糖値の上昇は抑えられます。朝食で食べる果物は血糖を急激に上昇させない方がよいという観点からは、キウイやりんごがお勧めです。特にキウイは食物繊維が圧倒的に豊富でショ糖は非常に少ないのです。りんごも食物繊維が多く、血糖値の上昇の程度は低いのでお勧めです。一方、「朝バナナダイエット」が一時期流行りましたが、実は、バナナは果糖よりもショ糖が圧倒的に多く、食物繊維はキウイの半分以下です。

では、朝食はいつ食べればよいのでしょうか。**実は起床後、洗顔、歯磨きなどを済ませてから、すぐに食べるのが理想的で、遅くとも2時間以内に済ませるのがベストタイミングと考えます。**健康な成人であれば、食物が消化吸収されるのに約2〜3時間かかります。人それぞれのライフスタイルがありますから、次の昼食までの時間を考えて逆算するといいと思います。昼食が13時であれば10時までには朝食を食べ終えているとよいでしょう。また、前日の夜に遅い食事を摂ってしまうと、翌朝の食欲を減退させる可能性がありますので注意しましょう。

「ベジファースト」習慣はやっぱりいい

皆さんは、食事を摂るときに何かを意識して召し上がっていますか？　忙しい方は仕事のことを考えながら早めにサクッと食べ終えることに専念してしまうと思いますし、日々の人間関係や仕事のストレスで食欲もなく、ただ胃の中に物を入れているだけの方もいることでしょう。食事は、日々の健康を維持する源ですから、少しだけでもいいですので、まず自身の身体にも目を向けてあげましょう。その際、**食べ過ぎなどの摂取カロリーだけにこだわるのではなく、栄養バランスにも気を配ることが重要です。**

「5大栄養素」という言葉を聞かれたことはありますか？　これは、炭水化物、脂質、たんぱく質、ビタミン、そしてミネラルです。これらのバランスを考えながら、日々の食事の献立を考えましょう。また、よくあるパターンとして、メディアなどの情報で「身体にこの栄養素がいい！」と紹介されると必ずブームが起きますが、その1つの食材を食べ続ける偏った食べ方にならないように工夫も必要です。

また、食べる順番も意識してみましょう。私の患者さんたちは、この食べる順番をかなり気をつけられるようになり、減量もできて、その体型を維持できている方も多くいます。**同じ食事の献立でも、食べる順番を変えてゆっくり食べることで血糖値スパイクを防ぎ、痩せやすくなります。**私が推奨している食べる順番は以下のとおりです。いわゆる**「ベジファースト」**です。

① 野菜：食物繊維が豊富で血糖値スパイクを防ぐ。
② 魚・肉・大豆製品・卵などのたんぱく質や脂質：エネルギー源となり、身体の構成成分

となる。

③　主食である米・パン・麺などの糖質：ただし、白米や白いパンはＮＧ。玄米や雑穀米、全粒粉パンを選ぶ。

肉を最初に食べる『ミートファースト』は、小腸からインクレチンが出て太らないといいますが、インクレチンにはＧＬＰ－１（食後の血糖上昇抑制）とＧＩＰがあり、両者増えるとの報告があり、ＧＩＰの脂肪蓄積促進作用のため肥満助長の可能性が指摘されています。

パンは菓子パンはＮＧで、メロンパンやクリームパンなどは避けましょう。白い砂糖がたっぷりかかっているものはＮＧです。食物繊維の多い全粒粉、ライ麦、雑穀パンを選びましょう。**食物繊維の多い野菜を先に食べることで、血糖値スパイク、いわゆる血糖値の急上昇を防ぎます。**また、脂肪吸収速度も抑えるので、食後の高中性脂肪血症（血中の中性脂肪値の上昇）を抑制でき、さらに水溶性食物繊維には吸着性があるので、小腸でコレステロールや胆汁酸（肝臓で作られたコレステロールを含んでいる）を吸着して、スムーズに体外に排泄できるようにしてくれます。**それらの結果としてコレステロール値を下げられ、おまけに食物繊維が腸内環境も整えてくれるのです。**

三大栄養素のＰＦＣバランスが基本です

エネルギー摂取量に占める割合の目標量は、厚生労働省『日本人の食事摂取基準※7（２０２０年版）』によりますと、

- タンパク質13～20％（50～64歳：14～20％、65歳～：15～20％）
- 脂質20～30％（飽和脂肪酸：7％以下）
- 炭水化物50～65％（食物繊維含む）

となっています。**これをＰＦＣバランスといいます**（タンパク質・Ｐ、脂質・Ｆ、炭水化物・Ｃ）。

さらに、厚生労働省は、指標設定の基本的な考え方として「炭水化物の必要量は不明であること、また、乳児以外では十分に炭水化物を摂取していることから、推定平均必要量、推奨量及び目安量は設定しない。炭水化物はエネルギー源として重要であるため、タンパク質及び脂質の残余として目標量（範囲）を算定」としています。

また、「糖類の過剰摂取が肥満やう歯の原因となることから、ＷＨＯでは「free sugar（遊離糖類：食品加工又は調理中に加えられる糖類）」の摂取量として、総エネルギーの10％未満、望ましくは5％未満に留めることを推奨している。しかし、我が国では糖類の摂取量の把握がいまだに困難であることから、基準の設定は見送り」ともしています。

タンパク質、脂質、炭水化物はどれも身体のエネルギーの基になる栄養素ですので、バランスよく摂取することが大切なのです。ご存じの方も多いと思いますが、バランスを考えるうえで、3大栄養素それぞれ1グラム当たりのエネルギー産生量も参考にしてみましょう。タンパク質4キロカロリー、脂質9キロカロリー、炭水化物4キロカロリーです。脂質は効率よくエネルギー源になることがわかります。

毎日の食事で、どの食べ物が何キロカロリーあるかなどということを普段考えながら食べることができている方は実際のところ少ないと思います。「食べ過ぎた」と思うときは、「お腹いっぱいだ」「満足だ」という感覚があるからだと思います。食べ過ぎたとしても食物繊維の多い、太らない摂取の仕方で満腹感が得られている場合もあれば、糖質on糖質のような太る食べ方をしている場合もあるでしょう。

「きょうは何キロカロリー食べた」と明確に答えがわかる栄養学の専門家の方でなくても、自分のエネルギー摂取量が適切だったかどうかは、食べた食品一つひとつのカロリーを計算しないでもわかる方法があります。**それは毎朝、食事前、排便後など毎日同じ条件下で体重計に乗ることです。**体重の変化を見れば、前日カロリーオーバーだったかどうかがわかります。**体重の増減は、摂取カロリーと消費カロリーのバランスの目安になるのです。**

それでは、次にそれぞれの栄養素の役割をみてみましょう。

喜怒哀楽できるのもタンパク質のおかげ

私たちは日々、泣いたり笑ったり、時には怒ったりします。朝起きて歯を磨いたり顔を洗ったり、ストレッチをしたり、きょうのスケジュールなどいろいろなことを考えます。また、病気になると熱を出して対処しようとします。こういった毎日の暮らしのなかで繰り返されている**何気ない動作や身体の反応には、すべてタンパク質が関わっている**のです。タンパク質は生物すべての生命現象を担っている重要な物質であり、最も基本となる成分で、身体の成長にとって、また**健康な「カラダづくり」にとって必要不可欠**なのです。毛髪や皮膚、筋肉、臓器など身体の構成成分でもあり、抗体、ホルモン、酵素など身体の機能を調節する成分でもあります。

例えば、健康診断や人間ドックで調べる血中の「**アルブミン**」。これは栄養状態の指標になるタンパク質です。**低いとフレイル（心身の機能虚弱）や認知症のリスクになる**ものです。また、美肌成分として知られるコラーゲンや、美しい髪を保つのに必要なケラチンもタンパク質です。さらに、ワクチンを打った時にできる抗体もタンパク質ですし、食事をした時に血糖値を下げる働きがあるインスリンも、膵臓にあるランゲルハンス島のβ細胞から分泌されるタンパク質です。もしタンパク質が欠乏してしまうと、身体の成長に障害をきたしますし、体力の低下を実感するようになるでしょう。また、免疫機能の低下も起こしウイルスや細菌に対する抵抗力も落ちてしまいます。

セレクトの仕方で健康を左右する脂質

皆さんは、自身の脳が何で構成されているか考えたことはありますか。実は、**脳は水分を除くと65%が脂質でできている**のです。

全身を構成している細胞や脳は脂質とタンパク質でできており、**脂質は重要なエネルギー源だけでなく、身体の細胞膜、核膜やホルモンを構成**したり、小腸での油吸収の際はビタミンA・D・E・Kといった脂溶性ビタミンの吸収を促す大切な役割もあります。また皮下脂肪として身体を寒さから守ったり、**臓器を保護する機能**もあります。

脂質は私たちの身体にとって欠かせない三大栄養素の1つですが、摂り方を注意しないと、**肥満や脂質異常症などの原因**にもなります。例えば、魚油や植物油に多く含まれるEPAなどの不飽和脂肪酸には、血液中の中性脂肪を低下させる働きがありますが、肉類や牛乳、乳製品などの動物性脂肪や、パーム油などの植物油脂に多く含まれている飽和脂肪酸は、摂取をし過ぎると、血液中の中性脂肪値やLDL（悪玉）コレステロール値を増加させてしまうのです。

お菓子などの包装紙の裏面に貼られている食品表示ラベルを見る習慣はとても大切で、もしそこに**「植物油脂」と記載されていたら、それはほぼパーム油**といわれており、美味しくても摂取し過ぎないように注意しましょう。ちなみにパーム油は、カップラーメンやポテトチップスの製造過程でよく使用されており、フライドポテトを揚げる際にも使われます。**健康診断や人間ドックで、中性脂肪値やLDLコレステロール値が高い、と指摘された方は、こういった食品の見直しから始められるとよい**でしょう。

大好きだからこそ気をつけたい炭水化物

皆さんは、白いお米は好きですか？　日本人ですし、私は基本的に大好きですが、今は好きだからこそとても気をつける対象にしています。

私が中学生、高校生の時は、部活でバスケットボールをやっていて勉強の合間に朝練もあって、放課後も部活でダッシュや筋トレ、オールコートを使ったスリメン（コートの端から3人でバスケットボールリングに向かって走り、ドリブルやパスをして最後にレイアップシュートにもっていく）などでコーチに鍛えられていました。あの頃は、帰宅して夕食を食べる際、白米を何杯かお代わりして食べていました。家族全員が食事を終えると、母はお釜に残った白米をラーメン用の大きな器にしゃもじで移していたのですが、その器に入った大量の白米に淹れたての緑茶を掛けてお茶漬けにし、梅干しと共に一気に口の中に流し込んでいました。これをまた何の罪悪感もなく美味しく感じていました。

今から考えるとダイエットや食事療法などの医学的知識がない頃の行動にはとても怖いものがありますが、それでもあの頃は代謝もよく、体重が増えることはまったくなく、痩せていました。あの食行動をもし今再現したら、必ず太ります。成長期が終わり、代謝も落ちていて、バスケットボールのような激しい運動を毎日のようにしていない現状では、肥満と糖尿病、動脈硬化まっしぐらとなってしまいます。

さて、炭水化物について紐解いてみましょう。ブドウ糖（グルコース）や果糖（フルクトース）など、それ以上分解されない単糖（1番小さな糖の単位）から構成されているものを総称して炭水化物といいます。この**炭水化物は大きく分けると、食べ物から体内に吸収されてエネルギー源になる「糖質」と、私たちヒトの消化酵素では消化吸収されずエネルギーにならない「食物繊維」とに分けられます。**先にも述べた厚生労働省『日本人の食事摂取基準（2020年版）』によりますと、男女ともに炭水化物の1日の摂取基準量は1日の食事摂取エネルギーの50～65％に相当する量となっています。

炭水化物（の中の糖質）、たんぱく質、脂質の3種類を、私たちはエネルギーとして使っていますが、これらのうち**すぐにエネルギーに変えることができるのが糖質（の中のブドウ糖）**です。ご存じのように糖質を摂りすぎると、肥満や、糖尿病・脂質異常症などの生活習慣病につながるため、過剰な摂取は控えるように意識はされているかと思います。糖質の中のブドウ糖は、血中を循環しています。採血で分かる血糖値はほぼこれを計測しているわけです。このブドウ糖はすぐにエネルギーとして利用されます。そして余った分は肝臓や筋肉に運ばれて、そこでグリコーゲンとして少量が貯蔵されます。さらに、過剰に摂取したブドウ糖は脂肪組織に運ばれ体脂肪として蓄えられて、やがて肥満の原因となるわけです。

一方、果物に多く含まれる糖分である果糖は、脂肪に変換されやすく、過剰に摂取しエネルギーとして使われなかった余分な果糖は肝臓で中性脂肪に変換されます。[※8] 果糖はブドウ糖に比べて中性脂肪に変わりやすく、また、ブドウ糖よりもタンパク質を糖化させる効率が数倍高いとされています。[※9] **タンパク質の糖化によって生成されるAGE（最終糖化生成物）は「身体の焦げ付きの指標」であり、動脈硬化や加齢性変化、認知症などさまざまな疾患との関連が指摘されています。** また、果糖の摂り過ぎは、尿酸値も上げることを知っておきましょう。

ではここで、炭水化物（の中の糖質）の摂取不足が続くとどうなるでしょう。脳は、ブドウ糖をエネルギー源にしています（実はケトン体もエネルギーになります）。

成人の脳は、1日に少なくとも約10gのブドウ糖を消費しています。**脳は体重の2%の重量ですが、基礎代謝量の約20%を消費する**と考えられています。極端な糖質制限のもとでは、脳の働きが低下し、ボーっとして、正確な判断力が落ち、注意力が散漫になり、疲労感が起きてきます。**身体は最初のうちはエネルギー源として血液中のブドウ糖を消費します。**その後のエネルギー源は肝臓や筋肉の中です。グリコーゲンとして少量蓄えられているので、それを分解します。しかし、その量は少ないため、さらに身体を動かすエネルギー源を求めて、体内に存在するタンパク質や体脂肪が分解され、エネルギー源として充当されます。これは筋肉を減少させ、代謝も落としてしまうことにもつながるので、過度な糖質制限には注意が必要です。

せっかくバルクアップしよう、筋肉を増やそう、と思って筋トレをしても、筋肉を動かすためのエネルギー源がないと力も出せず、前回持ち上げられていた重量のダンベルさえも持ち上げられなくなります。これは、極端な糖質制限により、筋肉そのものがエネルギー源として分解・利用されて筋肉が細くなってしまっているうえに、動力源さえも枯渇しているということの表れなのです。

主食は「GI値」を意識して

お米を食べるなら玄米をお勧めします。最初は「白米2：玄米1」の割合にすると食べやすいかと思います。慣れてきたら「白米1：玄米1」にして、玄米100％に近づけていきましょう。前項でも話しましたが、血糖値の上げやすさを示すバロメーターにGI値というものがあり、**一般的にGI値が高いほど血糖値が上がりやすく、低いほど血糖値の上昇が緩やかに**

なります。ブドウ糖のGI値を100にした場合の玄米のGI値は55で低GI食品、白米のGI値は88で高GI食品です。

玄米の食物繊維を白米と比べると食物繊維が4~6倍近くあり、食物繊維を多く含むことで、でんぷんの消化吸収がゆっくり行なわれます。食物繊維は腸内環境を整えるのにも役立ちます。さらに玄米は、ビタミン、ミネラルが豊富なことでも知られ、特にビタミンB1、B6を豊富に含みます。

パンは、全粒粉パンを選ぶことをお勧めします。全粒粉というのは、小麦の表皮、胚芽、胚乳をすべて粉にした小麦粉のことで、グルテンの量が少ないのが特徴です。全粒粉パンは、その他のパンと比較してカロリー、糖質が最も少なく食物繊維が最も多いのですが、前述したGI値も低くなっています。例えば、普通の小麦粉のパンのGI値は95ですが、全粒粉パンのGI値は50となっていて、低GI食品です。

オートミールは身体によいイメージがある食べ物ですが、どこがどのようによいのでしょうか。オートミールもいろいろなので一概にはいえませんが、一般的なオートミールは白米の19倍の食物繊維と9倍のカルシウムを含みます。しかも、食後の血糖値の上昇度合いが白米と比べて低く、白米より太らないといわれています。また、お米よりも短時間で調理できるのもポイントです。さらにオートミールは、低糖質・低カロリーに加え、低GI値という特徴を持っています。オートミールのGI値は55で玄米と同様、血糖値が緩やかに上昇するので「血糖値スパイク」が起きにくく、糖尿病の予防効果があり、脂肪を付きにくくすることが期待できます。

また、後述する**「MCTオイル」と一緒に摂取すると相乗効果があります。**MCTオイルを構成する中鎖脂肪酸は、消化吸収のスピードが早く、体脂肪として蓄積されにくいのが特徴だからです。

極端な糖質制限はあぶない！

ダイエット目的のために極端に糖質を控える方がいますが、過剰に減らしてしまうと栄養バランスが崩れます。**極端な糖質制限食を継続すると、怖いことに心筋梗塞などの心血管疾患が増えるという報告[※10]があります。**動物実験にて、極端な糖質制限食のもとでは生体内での脂肪酸の変換機構に異常が生じ、摂取した脂肪酸の多くが飽和脂肪酸の方向へと変換され、血中の飽和脂肪酸の比率が増大して、動脈硬化を促進させる可能性が強く示唆[※11]されています。

糖質の控え方にはコツがありますので、栄養バランスを考えながらダイエットをする必要があります。「ダイエットをするなら単純に炭水化物を抜けばいいんじゃないの？」と思われるかもしれませんが、炭水化物は、身体を動かすためのエネルギー源として重要な栄養素であることを忘れてはいけないのです。糖質を含む炭水化物を食べないと栄養バランスが悪くなり、さらには食事の満腹感も得にくくなり、かえってたんぱく質や脂質、特に身体によくないサビた油や飽和脂肪酸を過剰に摂取してしまうこともあるのです。動物性脂肪やパーム油などに多く含まれている飽和脂肪酸を摂り過ぎると、血中のLDLコレステロールが増加し、その結果、心筋梗塞などの心血管系疾患のリスクが増加してしまうことが示されています。

もしダイエットをするのであれば、お米やパンを完全に断ち続けるのではなく、糖質を控えた分は、後述する中鎖脂肪酸（MCTオイル）に置き換えたり、低GI食品を積極的に取り入れる方法がお勧めです。**低GI食品を取り入れる、ということは、つまりは「食品を抜く」のではなく「食品を選ぶ」ということになります。**

GI値の目安として、一般的にGI値が70以上を高GI食品、56～69が中GI食品、55以下が低GI食品として分類します。

【代表的な食品のGI値分類一例】

○穀類：全粒粉パン（50）、そば（54）、玄米（55）、パスタ（65）、うどん（85）、精白米（88）

○果物：キウイ（35）、りんご（36）、いちご（40）、メロン（41）、バナナ（55）、パイナップル（65）

○野菜・芋類：ほうれん草（15）、ブロッコリー（25）、玉ねぎ（30）、人参（80）、じゃがいも（90）

○肉・魚介類：マグロ（40）、鶏肉（45）、牛肉サーロイン（45）、豚肉（46）、かまぼこ（51）

○菓子：ココア（47）、カステラ（69）、ホットケーキ（80）、大福餅（88）、チョコレート（91）

高ＧＩ食品を食べると糖質の吸収が速く、急激に血糖値が上昇するので、膵臓からインスリンというホルモンが多く分泌されます。このインスリンは、ご存じの通り血糖値を下げる働きの他に、脂肪組織で脂肪の分解を抑制し、脂肪の合成を促進する、という働きがあります。つまり、**高GI食品を摂取してインスリンが多く分泌されると、肥満の原因になってしまうのです。**

一方、低ＧＩ食品は糖質の吸収が穏やかになり、結果としてインスリンの過剰分泌が穏やかになります。また、低ＧＩ食品は「**セカンドミール効果**」といって、次に食べた食事の血糖値急上昇を抑制する作用もあります。低ＧＩ食品にも多数ありますが、コツとしては、食物繊維が豊富なものを選ぶことです。根菜類のようなデンプンが多い野菜は避けて、穀物は精製されていないものを選びましょう。

また、ＧＩ値が気になっていても、ＧＩ値が低い食品だけを食べるのには限界がありますし、それこそストレスが溜まってしまう方もいるでしょう。そういった場合でもよい方法がありま す。ＧＩ値が高いのであれば、自身で下げてしまえばよいのです！　その方法とは、高ＧＩ食品を食べる際に、血糖の上昇を緩やかにする食材を加えてみることです。その食材とは食物繊維です。食物繊維と一緒に摂取することで、他の食品の高いＧＩ値を下げる効果が期待できます。また、食べる順番を意識することにより、「**ベジファースト**」で**野菜などの食物繊維を先に摂取することで、GI値の高い食品摂取による血糖値の上昇を緩やかにできるのです。**

レジスタントスターチでは痩せられない

皆さんも聞いたことがある「レジスタントスターチ」について説明しておきたいと思います。もしかして、ご飯を冷やして食べれば痩せる、と思っていませんか？

レジスタントスターチとは、消化されない（レジスタント）でんぷん（スターチ）という意味で、炭水化物に含まれている難消化性でんぷんのことです。冷えたお米、いも類、とうもろこし、豆類などに含まれています。この成分は、糖質なのに、食物繊維と同じような働きをするので注目されています。でんぷんを調理後に冷やしたり、冷凍などの保存下に置くことで、レジスタントスターチが増加します。レジスタントスターチを摂取すると、小腸では消化吸収されずに大腸まで到達し、そこで腸内細菌に分解されて短鎖脂肪酸になります。特に短鎖脂肪酸の1つである酪酸は、悪玉菌の発育を抑制し、抗炎症作用があり、食物アレルギーの原因となる過剰な免疫反応が起こらないように調節する作用などがあります。つまり腸内環境を整える物質を増やしてくれるのです。

確かに、レジスタントスターチは食物繊維と同様の働きをするので腹持ちもよく、GI値を低く抑えることができますが、摂取したからといって劇的な減量は期待できないとの報告があります。これはレジスタントスターチの含有量に起因すると考えられており、どの食品も1

食当たりの炭水化物摂取量の5％未満しか含有されておらず、効果が期待できる10～20％には届かないようです。レジスタントスターチが含まれている食品は糖質ですので、過剰摂取すれば体重増加の可能性があるので、あくまでも「痩せるため」ではなく「ご飯を冷やして食べれば、食物繊維に似た効果を発揮して血糖値スパイク予防になっているんだ」程度にとどめておく方がよいでしょう。

また、低GI食品として、オーツ麦を材料とするオートミールの活用もお勧めです。遅延型食物アレルギーの原因となるグルテンはごく少量のため、グルテンフリー食として紹介されることもあるオートミール。**オートミールに含まれる食物繊維は玄米の約3倍で、水溶性・不溶性食物繊維をともに含み、ミネラルも豊富でカルシウムは玄米の約5倍。**また食物繊維だけではなく、穀類なのにタンパク質が豊富に含まれているのも魅力の特徴です。オートミール自体には味がないため、調理法もいろいろアレンジできるので「飽きないダイエット食」として注目されています。

ここで調味料のお酢にも着目してみましょう。お酢にはクエン酸や酢酸が含まれています。お酢を毎日大さじ1杯（15㎖）摂取することにより、糖の吸収を穏やかにして血糖の急上昇を抑える効果が報告[※13]されています。

酢酸によって胃の中の食べ物の滞留時間が長くなるとの報告[※14]があり、これにより消化・吸収

に時間がかかり、食後の血糖値急上昇が抑えられていると考えられています。バルサミコ酢やリンゴ酢など、ドレッシングにお酢を使うとか、酢の物を加えるなどひと工夫してみるのもよいでしょう。

食物繊維の「セカンドミール効果」を活かす

食物繊維は1日にどのくらい摂取すればよいのでしょうか。『日本人の食事摂取基準(2020年版)』によると、1日あたりの目標食物繊維摂取量は、18〜64歳で男性21g以上、女性18g以上とされています。ところが、厚生労働省の調査によると、**日本人20歳以上の食物繊維摂取量の平均値は、男性15・3g、女性14・7gと、約3〜5g程度不足しており、実際の摂取量はこの目標値に届いていない**のが現状です[※15]。

また、食物繊維そのものの摂り方についても、不溶性と水溶性をバランスよく摂ることが大切で、不溶性食物繊維と水溶性食物繊維は2:1で摂取するのが理想とされていますが、現状では水溶性食物繊維の摂取量は足りていないのです。肥満や糖尿病、脂質異常症、大腸がんなどの腸疾患、動脈硬化症などが、食物繊維の摂取不足と深く関係があることがわかっており、これら生活習慣病を未然に防ぐためにも、日頃の食物繊維摂取は「必須」ともいっていい意識すべき食習慣なのです。食物繊維の効果的な摂り方は、食事の最初の方で摂取すること。これにより、その後に摂取する糖質や脂質の吸収を穏やかにし、血糖値スパイクを防ぐことができます。

皆さんは、洋食と和食どちらがお好みですか？　実は同じカロリーでも、洋食は動物性の脂質が多く食物繊維は少ないのです。和食には根菜を多く使う献立や、海藻を使う献立などがあります。１日分の食物繊維をサラダで摂取するのは難しいのです。男性の１日の目標摂取量21gは、**レタスだと約8玉、トマトだと約13個に相当**します。「レタス○○個分の食物繊維入り」と書かれている商品パッケージをよく見かけるので、レタスには食物繊維が多いイメージがあると思いますが、実は８玉分が必要なのです。その他の食材で見てみますと、ごぼうであれば約２本、キャベツならば約１玉、納豆だと約６パック、ライ麦パンだと約４個（１個１００gとして）が相当します。

よくトンカツ屋さんでキャベツがおかわり自由のお店がありますが、食物繊維のことを考えるととても素晴らしい試みなのです。キャベツはどんどんお代わりしましょう。トンカツで摂取した余分な脂質の吸収も穏やかにしてくれて、コレステロールを吸着して排出してくれる「理にかなった」お代わりなのです。ラーメン屋さんの替え玉とはまったく意味合いが異なるわけです。

食物繊維は、１食で１日分を摂取しようとするのではなく、２食、３食と分けて摂取するようにすると無理なく摂取できるようになります。1日3食の場合、1食当たりの食物繊維は7gです。7gの食物繊維量は、副菜や小鉢を1食あたり1～2品ほど追加すればいいのです。効率よく食物繊維を摂るためには、まず、主食に大麦や玄米、全粒粉パン、ライ麦パンを選びましょう。和食の魅力は、主菜、副菜ともに食物繊維が豊富なことです。きんぴらごぼうやモロヘイヤ、切り干し大根などの根菜類や、パセリやシソなどの野菜、おからなどの大豆製品、ひじきなどの海藻類やキノコ類を摂取しましょう。しゃぶしゃぶでエリンギや舞茸、椎茸、しめじをたくさん食べることもできますし、きのこ鍋やけんちん汁など食物繊維を含む食材をたっぷりと加えた鍋物や汁物、スープもいいですね。**食材を加熱することで食物繊維を豊富に摂ることができるのです。**

食後の血糖値は、体内時計の影響で、朝食後よりも夕食後に上がりやすいことが報告[※16]されています。**昼食で食物繊維を摂取するとセカンドミール効果によって、夕食後の血糖上昇を抑え[※17]ることが期待できます。**朝食を抜きがちな多忙な方々は、昼食で積極的に食物繊維を摂取する意義がここにあります。

2種類の食物繊維は役目が違う

日本糖尿病学会編・著の『糖尿病食事療法のための食品交換表第7版』[※18]でも、野菜を先に食べることが、血糖値を上げ過ぎない食べ方の工夫として挙げられています。

この「血糖値スパイク」を予防するための「ベジファースト」は、野菜に含まれる食物繊維の働きを利用したものですが、実は、野菜を先に食べるように心がけることで、野菜の摂取量を増やすことにも繋がっているのです。後から野菜を食べようとすると残してしまいがちな食材を食事の冒頭で戴くことにより、食事全体の流れや吸収過程、食事のバランスを整えることになるのです。

食物繊維は、第6の栄養素とも呼ばれ、ヒトの消化酵素では消化することができず、小腸を通過して大腸まで到達する食べ物の中の難消化性成分です。コレステロールや胆汁酸を吸着して一緒に排出するため、ＬＤＬコレステロール値が減少したり、腸内の乳酸菌・ビフィズス菌などの善玉菌のエサとなって善玉菌を増やして腸内環境の改善に貢献したり、急激な血糖値上昇の抑制などに働きます。[※19]菜食主義者が多く、食物繊維摂取量が多めの集団でのメタ解析のため、日本人にそのまま数値を当てはめることはできないので参考程度ではありますが、**心筋**

梗塞については、食物繊維を24ｇ／日以上摂取していると死亡率の低下が、12ｇ／日未満と少ないと死亡率の上昇が観察されています。[※20]

食物繊維には、水に溶けやすい性質を持つ「水溶性食物繊維」と、水に溶けにくい性質を持つ「不溶性食物繊維」の2種類が存在します。

水溶性食物繊維は、糖の吸収を緩やかにするので、食後の血糖値の急激な上昇を防ぎます。また、コレステロールを吸着して体外に排出するので、結果としてコレステロールの吸収を抑制しているのです。さらに胆汁の分泌を促進することによる脂肪の分解促進作用、肝臓でコレステロールから合成された胆汁酸を吸着して体外に排泄させる作用もあります。わかめ、ひじきなどの水溶性食物繊維は、水に溶けることで形状がドロドロのゲル状に変化します。その保水性の高さにより、便が軟らかくなり、スムーズな排便を促してくれるのです。摂取するタイミングを考えた場合、食べ物の腸内の移動を緩やかにして栄養素（特に糖質）をゆっくりと吸収させることから、食事の最初に摂取するのがお勧めです。いわゆる「ベジファースト」の真髄はここにあるのです。

一方、キャベツ、タケノコ、エリンギなどの不溶性食物繊維は、繊維質で歯ごたえがあります。水に溶けにくい性質のため、水分を吸収して膨み、カサを増やすことにより腸管を刺激します。これにより大腸のぜん動運動が促され、老廃物が大腸内に留まっている時間を短くしてくれます。また、よく噛まないと飲み込めないので自然と食べる速さがゆっくりになるのです。しかし、摂り過ぎると逆に腸に停滞してしまい、便秘を悪化させる可能性があるので注意が必要です。

両手3杯分の緑黄色野菜を

厚生労働省の『健康日本21』[※21]によると、**生活習慣病を予防する目的で成人の1日当たりの野菜摂取量は350g以上を目標としています。**この1日350g以上は、よく表現されるのが、生野菜であれば両手で3杯程度、茹でた野菜であれば片手で3杯程度の量に相当します。実際の野菜摂取量の状況については、厚生労働省の『平成30年国民健康・栄養調査結果の概要』[※22]によると、野菜摂取量の平均値は281・4gであり、男女別にみると男性290・9g、女性273・3gで、男性は60g程度、女性は80g程度不足しています。

野菜を350g以上摂取できている人の割合は、男性で30・1%、女性で26・5%。**成人の約70〜80%の人は野菜が不足**しているのです。日々の食事であと1枚の小皿分（70g）の野菜を追加して摂るといいわけです。「きんぴらごぼう」や「ほうれん草のおひたし」、野菜サラダなどの野菜の小鉢・小皿料理がお勧めです。またこの10年間では、男女いずれも野菜摂取量に大きな変化はなく、年齢別にみると、男女ともに20〜40歳代で少なく、60歳以上で多いことがわかりました。野菜1日350g以上を摂取するのは、忙しい毎日を過ごしている方にはなかなか難しい、と思えてしまうかもしれません。調理をしない方でしたら、外食の際やお弁当を買われる際にサラダや野菜料理を1品追加してみましょう。調理に時間を割けない方は、サラダ用のカット野菜や、野菜の煮物を購入するとよいでしょう。

おうちご飯を楽しめる環境にある方は、冷凍野菜を活用してもよいですし、生野菜を食べるよりも煮たり炒めたりする加熱調理でかさを減らすと、よりたくさん食べることができます。お味噌汁やスープにも野菜をたっぷりと入れて具だくさんにしましょう。筑前煮、キノコの佃煮、里芋のそぼろ煮、梅ごぼう、ピーマンのきんぴら、こんにゃくのオランダ煮、切り干し大根の煮物など常備菜の作り置きもお勧めです。

それでもその手間を省きたい方や、野菜のシャキシャキした食感や味が苦手という方もいます。野菜の摂取方法としては、ジュースにするよりも、そのまま食べる方が食物繊維をより多く摂取できるのでよいのですが、そういった方には野菜ジュースを選択するのもよいでしょう。野菜そのままではなくジュースにすることで摂取量を増やせるのであれば、砂糖入りの清涼飲料水を飲むよりも腸内環境も含めて身体にはよいわけです。

ただ、店頭で野菜ジュースと思って手に取ってみると果汁も混ざっていることがあります。無駄に果糖の摂取はしないように、必ず成分はチェックし、野菜のみで構成されているジュースを選びましょう。成分表を見て、果糖液糖ブドウ糖という文字が先頭にきているものは避けましょう。これは、清涼飲料水や飲むゼリータイプの食品にも同様[※23]のことがいえます。

果物ジュースはほとんどが糖分のためお勧めしません。また、既製品の野菜ジュースを購入するよりも家で野菜ジュースを作る方が食物繊維を多く摂取できます。その際、ジューサーだとサラサラの液体のジュースになります。ジューサーは、野菜を擦りおろして繊維質と液体に分け、ジュースを搾り出します。水溶性食物繊維は液体に残りますが、不溶性食物繊維はここで取り除かれてしまいます。一方、ミキサーは野菜や果物など固形の食材を粉砕し、ペースト状にしたり、粉末状にしたりするので、繊維質を含むドロっとした食感のジュース（スムージー）を作ります。ミキサーで作ったジュースの方が不溶性食物繊維も摂取できるのでお勧めです。

厚生労働省が定める野菜の１日の摂取目標３５０ｇ以上のうち、「緑黄色野菜」が１２０ｇ以上となっています。**緑黄色野菜とは、名称の如く、緑色や黄色、赤色など色の濃い野菜で、原則としてカロテンを可食部１００ｇ当たり６００μｇ（マイクログラム）以上含む野菜のこと**をいいます。代表的な野菜は、トマトやピーマン、にんじん、かぼちゃ、ほうれん草などがあります。

緑黄色野菜以外の野菜のことを淡色野菜といいます。切った時に中身の色が薄く、カロテンの含有量は緑黄色野菜よりは少ないのですが、ビタミンCやカリウム、マグネシウムなどのミネラル、食物繊維などを豊富に含んでいます。代表的な野菜は、白菜、キャベツ、玉ネギ、キュウリ、ごぼう、大根などがあります。

淡色野菜は、水分や食物繊維が多いので、生野菜のままですと食事のカサが増えたり噛む回数が増えますので満腹感を得やすいのですが、たくさん食べたいときは加熱することによってカサを減らすことができます。前述したとおり、**厚生労働省によると成人の1日当たりの緑黄色野菜摂取量は120g以上、淡色野菜摂取量は230g以上を目標としています。**野菜を摂るときは摂取量だけではなく、緑黄色野菜と淡色野菜のバランスも意識しましょう。

体内の脂肪酸のバランスを整える

脂質の摂取にもバランスが大切です。**現代人の食生活は、必須脂肪酸であるオメガ6系脂肪酸を摂り過ぎの傾向にあります。**

以前、『古代エジプト展』を訪れたことがあります。その時に驚いたのは、王族のミイラの大動脈に重症の動脈硬化が残っていたことです。3500年ほど前の人類の動脈硬化です。どうやら、当時のその王族は脂たっぷりの家畜の肉を好んで食べていたために、オメガ6系脂肪酸の過剰摂取になっていたのではないかと推測されているのです。この事実は、私にとっては大変興味深い話でした。**オメガ6系脂肪酸は、過剰摂取してしまうと血管に炎症を起こし、動脈硬化を起こすきっかけとなる**のです。人間ドックでEPA／AA比（オメガ3系脂肪酸とオメガ6系脂肪酸の比率）[※24]を見ておりますが、0・4以上あれば心筋梗塞などの心臓血管疾患のリスクが減るのですが、0・1とか極端に低い方を見かけます。

では、体内の脂肪酸のバランスを整えるためにはどのようにしたらよいのでしょうか。実は以下のような方法を参考にされるとよいと思います。

- **オメガ3系脂肪酸は、EPA・DHA**（イワシ・サンマ・サバのような青魚）を積極的に摂取しましょう。サバ缶、イワシ缶もブームになりましたね。魚が苦手な方は、α－リノレン酸（亜麻仁オイル・エゴマオイルなど）を摂取するブームがありましたが、酸化しやすいのが難点です。今ではEPA・DHAのサプリメントを日常的に取り入れている方も多くなりましたが、**私は最近、「クリルオイル」に注目**しています。
- **オメガ6系脂肪酸であるリノール酸**（大豆油やコーン油、サフラワー油、ひまわり油などの植物油）**やアラキドン酸**（鶏卵や豚肉、牛肉、レバー、からすみなど）の摂取が多くならないように意識したいところですが、現代の食生活でオメガ6系脂肪酸を減らすのは難しいため、オメガ3系脂肪酸を増やす必要があります。体内では、リノール酸からアラキドン酸が合成されます。アラキドン酸は炎症を促進させます。炎症が皮膚で起きれば皮膚炎となり、血管内で起きれば動脈硬化の原因になってしまいます。

- **コレステロールを上昇させてしまう飽和脂肪酸**は、1日の摂取カロリーの7％以下、成人ですと約16g以下（大さじ約1杯分）に抑えましょう。

- **加熱調理する際に使用するオイルは、熱や酸化に強いオレイン酸**（オリーブオイル）を使い、オメガ6系脂肪酸の植物油は使用しないようにしましょう。

- **中鎖脂肪酸（MCTオイル、特にC8オイル）**を毎日の食生活に取り入れてみましょう。

ダイエットを考えるのであれば糖質摂取量を減らしながら「C8オイル」を使ってみましょう。一気に大量に使うと、人によっては吐き気や下痢を起こすこともあるので、最初は1日あたり小さじ1杯（5g）以下から始めてみましょう。

植物油脂の摂りすぎに注意

ところで、世界中で消費されているパーム油は飽和脂肪酸が多く、摂取量が多いとLDLコレステロールが増加し、結果として心血管系疾患のリスクが増加します。しかし安価なことからポテトチップス、ファーストフード、カップラーメンなどにパーム油は使われていますので加工食品や菓子類などの摂り過ぎには注意しましょう。

飽和脂肪酸は、日本では既に半数近くの方々が摂り過ぎているといわれています。 飽和脂肪酸の摂取量は、国立健康・栄養研究所によると、2010年の摂取量平均値が総エネルギー摂取量の7・15％だったのが、2019年は8・65％となっています。エネルギー摂取量に占める割合の目標量は、厚生労働省『日本人の食事摂取基準（2020年版）』※25によると、2010年の摂取量平均値が総エネルギー摂取量の7・15％だったのが、2019年は8・65％となっています。エネルギー摂取量に占める割合の目標量は、『日本人の食事摂取基準（2020年版）』によりますと、飽和脂肪酸は7％以下とされていますので、すでにオーバーしています。オイルを摂取するのにもバランスが必要ということになります。

効果的なエネルギー源となる「C8オイル」

皆さんの中には、低糖質、炭水化物抜きダイエットなどをしたことがある方もいるかと思います。炭水化物（糖質）を極端に減らして、**エネルギーが枯渇した状態で運動をすると筋肉の分解が促進されて筋肉量が減少し、結果的に代謝が低下**してしまいます。エネルギー不足によるダイエットの効果は一時的にしか得られず、知らず知らずのうちにリバウンドしやすい身体づくりをしていることになるのです。このようなダイエット中の運動時の持久力アップに私がお勧めしているのが、**吸収が速くすぐにエネルギー源になるMCTオイルの代表格「C8オイル」**です。

「グリコーゲンローディング」という言葉を聞いたことはありますか？　持久力を必要とするランニングやマラソンなどの運動をする場合、エネルギー源となるグリコーゲンを筋肉に蓄える方法のことです。一般的に、スポーツによる疲労を防ぐために、運動時間が1時間から2・5時間くらいの持久系のスポーツを行う場合、運動中の糖質は1時間あたり30〜60g摂取することが望ましいといわれています。[※26]

糖質30gとは、お茶碗半分のごはんの量に相当します。しかし、どの程度の運動レベルかは個々まちまちなため、どれくらい糖質を摂取したらいいのかわからず、過剰摂取にもなりかねません。**運動時の持久力アップにも、吸収の速いC8オイルは糖質ではないので1石2鳥**でとても役に立ちます。

カプリル酸単体の特別なMCTオイル

MCTオイルは、中鎖脂肪酸100%のオイルのことでココナッツオイルやパーム油から抽出されます。それぞれの**原材料は、ココナッツオイルはココヤシ、パーム油はアブラヤシで、ヤシはヤシでも種類が違う**のです。パーム油は、現在では世界で最も生産量の多い食用油です。

中鎖脂肪酸の炭素原子（C）の数は8個と10個で、それぞれ、カプリル酸（C8）、カプリン酸（C10）といいます。一般的なMCTオイルの比率はC8：C10＝6：4です。炭素の数が少ないほど分解・吸収のスピードが速く、短時間でエネルギーに変換されて体内に蓄積されにくいので、炭素数がより少ない**カプリル酸（C8）は、それ単体で特別なオイルとして注目され市販されるようになってきました。**ほぼカプリル酸（C8）で構成されているオイルを「C8オイル」といいます。カプリル酸（C8）は、1つのココナッツからわずか5～6％しか採れない貴重な成分です。

MCTオイルは、特定の代謝特性を備えているため、糖質制限がない場合でもケトジェニック（体脂肪を燃やして脂肪酸を分解し、作り出した「ケトン体」をメインエネルギーとして代謝する状態）であるといわれています。カプリル酸（C8）は他の成分よりも高いケトジェニック効果を持っていることも報告[※27]されています。

カプリル酸（C8）単体のオイル「C8オイル」は、以下のような使い方をお勧めします。

①**消化吸収スピードが速く、効率よく体のエネルギーに変わる**ため有酸素運動に取り組まれている方に最適。乳酸も溜まりにくく長時間の有酸素運動が可能になり、体脂肪燃焼時間が長くなる。

② **乳酸が溜まりにくいので運動のパフォーマンスが上がる。**筋トレに効果的。より強度の高い運動もこなせ、回数も増やせる。LCTオイル（長鎖脂肪酸）に比べて持久力が約1・5倍になるという報告[※28]もある。

③ **ケトン体の生成が速いので効率的な脳のエネルギー源になる**ため、集中力を高めたい方や、仕事をする前に。また、アルツハイマー病の初期の段階において、認知機能低下を抑制する可能性を示唆する研究報告がある。また、APOEε4遺伝子変異をもつ人（アルツハイマー病がより早く発症するタイプ）にのみ効果が現れているとの報告[※29]もある。

④ **ケトン体の生成量が多いので「ケトジェニックダイエット」をしている方に。**低糖質の食事にカプリル酸（C8）のMCTオイルを加えれば、よりスピーディーにケトジェニック状態に。糖質制限中のエネルギー補給にもお勧めします。

一方、普段の食事でよく摂取している、サラダオイル、ごま油、豚脂（ラード）、牛脂などに含まれる多くの脂肪酸は長鎖脂肪酸（LCT）で、12個以上の炭素原子から構成されています。中鎖脂肪酸と長鎖脂肪酸はそもそも鎖の長さ（分子量）が半分ほど違い、吸収経路も異なるので、**中鎖脂肪酸は長鎖脂肪酸よりも分解、吸収が速く、エネルギーになる速さも約4倍**です。

皆さんは一時期、美容によいとブームになったココナッツオイルに含まれる中鎖脂肪酸の割合をご存じでしょうか。実は60％程度と少ないのです。これではMCTオイルとしてのメリットは十分に得られず、余分な油を摂取することになってしまいます。

ココナッツオイルは、乾燥させたココナッツの胚乳から抽出されたオイルで、中鎖脂肪酸は60％、長鎖脂肪酸は40％。約25℃以下になると長鎖脂肪酸の性質で固体になります。夏場にキッチンに置いておいたココナッツオイルの入った瓶の中身が透明な液体だったのが、冬場になると白い固形物に変化していることに気がついた方もいるかと思います。一方、**中鎖脂肪酸100％のオイル（MCTオイル）であれば常温でも液体**です。

MCTオイルと通常の食用油はなにが違う

MCTオイルは、食後の食事誘発性体熱産生（食後、安静にしていても代謝量が増大すること）を活発化し、他の食用油に比べて食後の血中中性脂肪値の上昇を抑えるという研究結果が出ています。[※30]さらには一般的な食用油に比べて、長期使用により体脂肪蓄積抑制効果が期待されています。小規模な研究結果ではありますが、健康な人を対象とした試験において、**MCTオイルの摂取後、血中中性脂肪値はほとんど上昇しないことが報告されています。**[※31]またMCTオイル摂取後の血中中性脂肪値が、通常の食用油に含まれている長鎖脂肪酸（LCT）を摂取し

図7 MCTオイルと通常の食用植物油(長鎖脂肪酸)との違い

MCTオイルは水に親和性が高く、グルコースやアミノ酸と同じルートである門脈を通って肝臓に直接運ばれます。肝臓に運ばれたMCTオイルは、直ちに「β酸化」を受けてケトン体に代謝されます。これはLCT(長鎖脂肪酸)と比べて極めてスピードが速いのです。

●2種類の脂肪酸の吸収過程

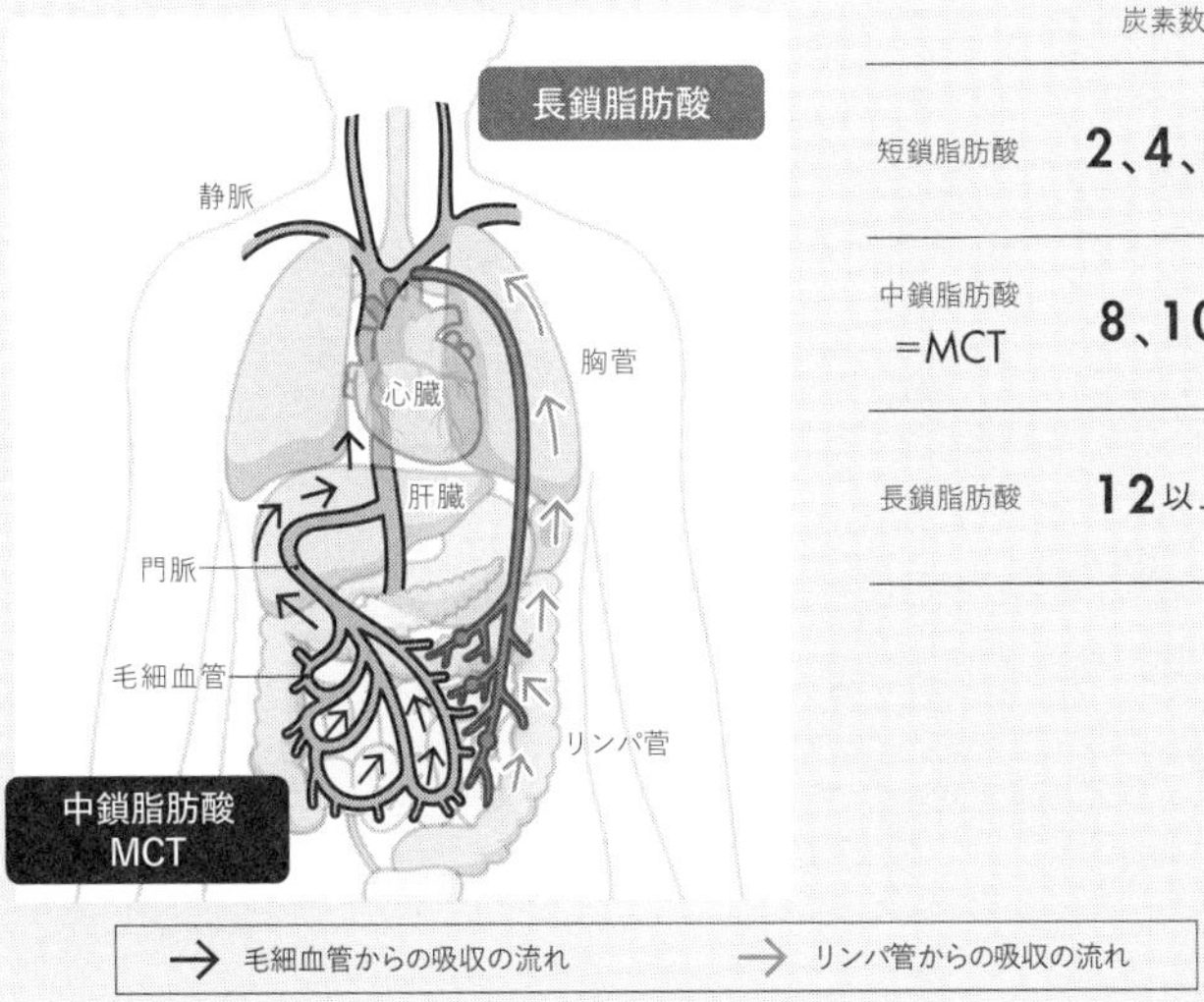

●脂肪酸の長さによる分類

	炭素数
短鎖脂肪酸	2、4、6
中鎖脂肪酸 =MCT	8、10
長鎖脂肪酸	12以上

●中鎖脂肪酸でケトン体がアップ

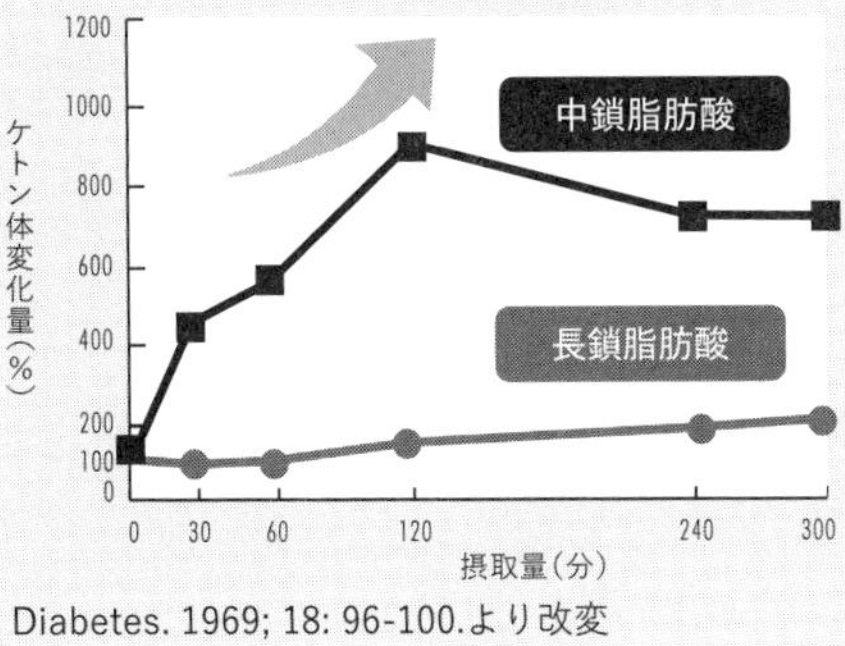

Diabetes. 1969; 18: 96-100.より改変

中鎖脂肪酸は速やかに吸収され、ケトン体が作られます。そのときに作られるケトン体の量は、同量の長鎖脂肪酸を摂取したときの数倍に上ります。

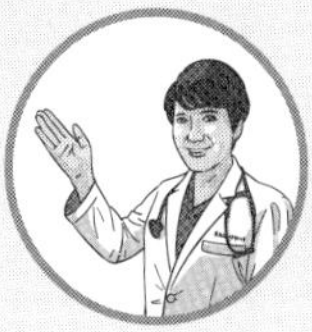

た後の中性脂肪値に比べて低かったという報告[※32]があります。これは、MCTオイルとLCTオイルの消化吸収の過程が大きく異なる点が理由[※33]として考えられます。

MCTオイルは、口の中では舌リパーゼの分解を受け、胃の中では胃リパーゼや胃酸による分解を受けます。この量はLCTオイルよりもかなり多いのが特徴で、非常に速く加水分解されます。MCTオイルが水に親和性が高く、加水分解しやすいためと考えられています。このため、十二指腸に到達したときには、すでにMCTオイルの大部分が遊離脂肪酸（脂肪が分解されて生じる脂肪酸）となっており、膵液中の膵リパーゼによる分解を必要としません。

MCTオイルは水に親和性が高いので、通常の油のように十二指腸で胆汁酸とミセル（水に溶けやすい非常に小さな分子）を形成することなく、グルコースやアミノ酸と同じ吸収ルートである門脈を通って肝臓に直接運ばれます（図7）。肝臓に運ばれたMCTオイルは、直ちにβ（ベータ）酸化（脂肪酸の主要な分解経路）を受けてケトン体に代謝されます。肝細胞に取り込まれた後、β酸化に移行するまでの速さもLCTに比べて極めて速いのです。

これは、それぞれのβ酸化（分解）が、MCTオイルはカルニチン非依存性で、LCTオイルはカルニチン依存性であることに起因します。カルニチンは、脂肪酸をミトコンドリア内へ輸送する際の必須物質です。**非依存性のMCTオイルは、LCTオイルよりも酸化（分解）されやすく、より速やかに吸収され、代謝も速まります。**カルニチンの助けなしにミトコンドリ

ア内に輸送されるため、体内への蓄積が少なく、中性脂肪への再合成もほとんどないとされています。[※34]

MCTオイル摂取2～4時間後の血中総ケトン体濃度が、LCTオイルに比べて高値となる研究結果が報告されています[※35]（図7）。つまりこれは、MCTオイルが迅速に消費されていることを示しています。**このケトン体は水溶性のため血流に乗って、骨格筋、心臓、腎臓などの重要なエネルギー源となります。さらに濃度が高くなると脳のエネルギー源にもなります。**

しかし、糖質と一緒に摂取するとケトン体の上昇は抑えられてしまいます[※36]ので、ケトン体効果を狙う場合には食事内容に注意が必要です。

一方LCTオイルは、舌リパーゼや胃リパーゼによる分解はほぼ受けずに、胃の蠕動運動により他の食べ物を乳化し、少しずつ十二指腸に到達します。十二指腸では膵リパーゼにより分解されて胆汁酸とミセルを形成し、小腸で吸収されます。小腸粘膜を通過した後、同時に吸収されたコレステロールやリン脂質とともにカイロミクロン（食事由来の脂質を組織に運ぶ大きな粒子）を形成します。このカイロミクロンの形態でリンパ管から吸収され、腹部、胸部、さらに左頚部下までリンパ管を流れ、左静脈角から鎖骨下静脈という血管に合流し、心臓を通過して動脈に移り、全身の循環系をめぐります（図7）。必要に応じて分解されて組織や筋肉に貯蔵され、分解されずに余ったLCTは肝臓に運ばれて貯蔵されます。エネルギー源として必要になった場合は、β酸化を受けて分解されます。

カイロミクロンの構成成分の90％が中性脂肪（トリグリセリド）です。**MCTオイルは、LCTオイルのようにリンパ管経由で全身の循環系に入っていかないため、カイロミクロントリグリセリドとしての血中中性脂肪値の上昇がない**ことが明らかにされているのです。

MCTオイルの場合には、小腸粘膜におけるカイロミクロン合成が、一般的な食用植物油に含まれているLCTオイルに比べて極めて少ないためと考えられています。

MCTオイル、C8オイルの効果的な摂り方

MCTオイル、C8オイルを毎日、健康的に摂取するためには原材料にも注意しましょう。つまり、パーム油由来ではなく、**ココナッツオイル由来を選びましょう。**　また、この健康的なオイル習慣は、肉料理やスナック類などの間食で、飽和脂肪酸を摂り過ぎていないかを省みるきっかけにもなります。MCTオイルは肝臓に到達すると、すぐにケトン体に変換されエネルギー源となり消費されますので、脂肪として体内に貯蔵される可能性は低くなるのですが、もちろん、MCTオイル摂取量が多すぎる場合は脂肪として貯蔵されます。

そこで、私がお勧めしたい使い方は、糖質制限しながら脂肪を燃焼させるケトジェニックダ

イエットを行なう際に、食事に混ぜて、1日あたり5gの少量のMCTオイル、C8オイルを摂取する方法です。この際の食事は糖質を少なくする必要性があります。また、コーヒーのようにカフェインと一緒に摂取することでケトジェニック反応がわずかに増加する可能性があり、**MCTオイル、C8オイルを乳化させることでケトジェニック効果が増加することが報告されています。**[※37]

MCTオイルは100%中鎖脂肪酸ですので、より効率的に脂肪を燃焼[※38]させることができます。ケトン体が筋肉のエネルギー源になるので、有酸素運動をする際にも有効で、運動時間を延長することができ、結果としてエネルギー消費量も増やすことに繋がります。糖質制限中のエネルギー源としての脂質は即消費型がいいわけです。

脂質はハイカロリーですがインスリンは分泌されません。インスリン値が低い人の方が長生きしているというデータがあります。糖質制限で摂取カロリーを低く抑えると、身体は省エネモードになりリバウンドしやすくなります。これを防ぐためにも、カロリーを補う程度に少々多めに良質な脂質を摂取する必要があります。そのためダイエット中の脂質は断然、即消費型オイルがいいのです。貯蓄させてはなりません。即消費型＝MCTオイル（中鎖脂肪酸）、貯蓄型＝LCTオイル（長鎖脂肪酸）ということになります。

中鎖脂肪酸は、長鎖脂肪酸よりもカロリーが10％低いだけではなく、約4倍の速さで分解されてエネルギーになるので、少量の摂取であれば皮下脂肪や内臓脂肪として蓄積しにくく、中性脂肪も上昇せず、**中鎖脂肪酸からケトン体が生成される量は、長鎖脂肪酸の数倍**になります。[※39]また、中鎖脂肪酸の摂取で食後の熱産生が高まり、体脂肪減少効果も期待できるのです。満腹感も持続するので、間食や食べ過ぎの防止にも繋がります。[※40]動物実験では、ココナッツオイルとMCTオイルは、褐色脂肪組織を活性化することで熱発生を増加させ、高脂肪食による肥満を軽減するという研究結果が出ています。[※41]

さらに、がんとケトン食の関連についての研究報告もあります。高脂肪で、糖質を制限した食事を続けると、身体の中でエネルギー源としての糖が不足し、ケトン体が増加します。正常細胞はグルコースとケトン体の両方をエネルギー源として使用できますが、がん細胞はエネルギー源としてグルコースに依存しているので、ケトン体を利用しにくいわけです。

2020年5月19日に、国際科学雑誌『Nutrients オンライン速報版』で公開された「癌ケトン食治療コンソーシアム」研究成果として、進行性がん患者における新しいケトン食療法に有望な効果が認められたとの報告がありました。[※42]**糖質を控えてMCTオイルを食事に混ぜることで体内のケトン体を増やすことにより、進行したがんの転移巣を縮小したケースがある**とのことでした。また、その他、エビデンスレベルとしては不十分ですが、進行した小児の脳腫瘍患者へのケトン食提供や、多形神経膠芽腫《こうがしゅ》に対する抗がん剤治療・放射線治療にケトン食を併用することで抗腫瘍効果を認めたという報告※43もあります。

高品質ココナッツの産地
スリランカと日本の特別な関係

かつて「セイロン」として親しまれてきたスリランカ民主社会主義共和国は、南アジアのインド亜大陸の南東にある、北海道よりやや小さな島国で、インドの約50分の1の国土で日本から約7000㎞離れています。この小さな島国と日本との間に、ぜひ知っておきたい「特別な歴史的関係」※44があるのです。

公式には1945年に終わった第2次世界大戦。当時、日本政府は戦勝国からの巨額賠償金請求や米・英・ソ・中による4分割統治プランなどに脅えていました。アジアの戦後秩序形成は、1951年に開催されるサンフランシスコ講和会議が最大の機会と見なされていました。

この会議の冒頭、演壇に立った旧セイロン代表J・R・ジャヤワルダナ氏の演説で、会議の雰囲気が一変し、敗戦国日本を穏便に扱い、平和で力強い「仲間」にしよう、ということになったのです。**日本を救った「ジャヤワルダナ演説」**をご紹介しましょう。

「私は東京を経由してサンフランシスコに来ました。東京で敗戦後の辛く苦しい民衆の生活を見ました。彼らは規則を守り、貧しいながらも毎日団結して希望に向かって努力していました。彼らの性は善であることを理解するべきです。我が国も大戦中、被害を受けなかったわけではありませんが、私は日本に対して我が国が有する損害賠償請求権をここに放棄することを表明します。仏陀が言われたように、憎しみに対して憎しみを返せば戦いは終わらないものです。憎しみに対し、私たちは愛と寛容を持つべきであります」

2014年9月、当時の安倍晋三首相はスリランカを訪問し、国会議事堂でJ・R・ジャヤワルダナ元首相とスリランカ国民に感謝の意を表す演説をしました。

ココナッツ生産量（2019年）は、1位インドネシア、2位フィリピン、3位インド、4位スリランカ、5位ブラジルです。**スリランカ産ココナッツ由来のMCTオイル**を摂取して、未来へと紡いでいく恩返しがしたくなるエピソードです。

第5章
アンチエイジングの知識を取り入れる

Chapter 5
"Essence of Anti-aging"

「細胞の老化」は病気の始まりでもあります。
アンチエイジングの知識を得て
生活習慣の改善をしてみましょう。
糖化や酸化、マイオカイン、そしてメンタル。
詳しく知ることで、食事や運動の捉え方が
今までとは変わっていくはずです。

地球上の生き物は日々サビていく

アンチエイジングの領域だけでなく、**発病に至る前の未病の段階で、糖化と酸化は重要**です。糖化というのは身体の焦げ付きを表します。酸化というのは身体のサビ付き、糖化というのは身体の焦げ付きを表します。

まずは酸化です。よく例えられるのが、リンゴをカットしてそのまま放置しておくと茶色く変色するという現象です。誰もが経験済みだと思います。しかし、カットしたリンゴを塩水に浸けたり、レモンの果汁をかけておくと変色しません。この茶色くなったのが酸化です。塩水やレモン果汁がその酸化を防いだというわけです。塩水の場合には、ナトリウムイオンがリンゴのポリフェノールを守って酸化を防ぎ、レモン果汁の場合には、リンゴのポリフェノールよりも先に、レモンに含まれるビタミンCが酸化反応をするのです。ビタミンCが多くの食品に酸化防止剤として使われているのはそのためです。

身体の酸化状態を調べる方法の1つに、抗酸化力を計測するＢＡＰ（生物学的抗酸化力）[※1]テスト、酸化ストレス度を計測するｄ－ＲＯＭｓ（活性酸素代謝物）[※2]テストという検査方法があります。

酸化ストレスの定義は[※3]、「生体内において酸化力が抗酸化力を上回った状態」とされています。

生体の酸化力というのは、生体内の活性酸素種（ＲＯＳ）・フリーラジカル群による反応のことです。活性酸素種は、本来、エネルギーの生産や侵入してきた異物への攻撃、細胞間の情報伝達などに際して有用なものです。リンパ球の一種であるナチュラルキラー（NK）細胞が、がん細胞を殺す場合も活性酸素を使っています。**体内では毎日100リットル以上の活性酸素が生成されている**[※4]と考えられています。呼吸による酸素消費に伴って発生するほか、**炎症反応、放射線や紫外線、喫煙やアスベスト等の化学物質への曝露、大気汚染、薬物、過度のアルコール、激しい運動、過度なストレスなどにより発生**します。

活性酸素種にも善玉と悪玉があります。活性酸素は酸素が電子を吸収して生じます。そして、さらに次から次へと電子を吸収して酸化力が強くなっていきます。最初に酸素が電子を吸収してできるのは「スーパーオキシドラジカル」です。次に「過酸化水素」になり、最後に酸化力のとても強い「ヒドロキシルラジカル」になります。スーパーオキシドラジカルとヒドロキシルラジカルを比べると、**その酸化力は100倍以上も違います**[※5]。

例えば、血管の拡張に必要な一酸化窒素（NO）は善玉の活性酸素です。一方、遺伝子、タンパク質、脂質を酸化して破壊するような活性酸素は悪玉と考えられ、悪玉の活性酸素としては酸化力がとても強く一番毒性の強い「ヒドロキシルラジカル」と、その次に毒性の強い「一重項酸素」が挙げられます。太陽光線の紫外線によって肌荒れしますが、これは活性酸素の仕業です。紫外線が当たった場所に「一重項酸素」という悪玉の活性酸素が発生して肌を酸化させます。するとメラニンを作る細胞「メラノサイト」を刺激して増やし、シミを作り出したり、シワ、肌荒れ、くすみになるというわけです。

生体内の抗酸化力で対応しきれないほど過剰に悪玉の活性酸素種が生じてしまうと、脂質過酸化、遺伝情報を担う[※6]DNA変異、蛋白質の変性、酵素の失活をもたらし、**早期の老化や糖尿病・高血圧といった生活習慣病などの病気を引き起こしてしまい、ひいてはがんの原因にもなる**といわれています。つまり、生体の酸化反応と抗酸化反応のバランスが崩れることによって酸化状態に傾き、生体が[※7]酸化的障害を起こしてしまうのです。

抗酸化力が低下する原因としては、抗酸化食品の摂取が少ない、腸の働きが悪く抗酸化成分を腸が吸収できない、運動不足、体内に過剰な活性酸素が発生する状態（疾患の存在、ピルなどホルモン治療薬などの薬品摂取、過剰な紫外線、大量飲酒、[※8]喫煙などによって活性酸素・フリーラジカルが体内に過剰に産生）にあり、体内の抗酸化力がそれらを消去するために消費されてしまった場合などがあります。もし、これらの検査で抗酸化力が低く、酸化ストレス度が高いということになると、その方の体内では酸化が進んでいる状態ということになります。この状態が続くと、やがて動脈硬化のリスクが高くなることが知られています。

酸化ストレス度を調べるd-ROMsテストの24ヵ月にわたるモニタリングで、d-ROMsテスト値が高値だった患者の心血管系疾患の有病率と死亡率が、d-ROMsテスト値が正常範囲だった被験者と比較して、有意に高かったとの報告[※9]があり、d‐ROMsテストは、心筋梗塞などのアテローム血栓の初回発症を予測する新しいバイオマーカーの1つとも示されているのです。[※10]

抗酸化作用のある食品リスト

抗酸化作用とは、活性酸素やフリーラジカルを抑えて身体を守る作用のことをいい、身体のサビ付きを予防したり、その進行を遅らせる作用のことです。本来、私たちの身体には、活性酸素やフリーラジカルを抑える力（抗酸化力）があります。例えば、抗酸化酵素と呼ばれる活性酸素の酸化力に抵抗する物質「SOD（スーパーオキサイドジスムターゼ）」や、皆さんもご存じの「コエンザイムQ10」という補酵素などがあります。しかし、**抗酸化力は20代をピークに加齢とともに減少し、50歳頃では20代の約半分**になってしまいます。[※11]

また現代人の生活は、ストレス、疲労、お酒、タバコ、食生活の乱れ、激しい運動など、活性酸素を増加させる要因がたくさんあります。しかし、継続的に行なう適度な運動はSOD活性を上昇させて抗酸化力を増強させ、ビタミンCやビタミンEは運動による過酸化脂質の生成を抑制できるという報告[※12]があります。抗酸化力が落ちてくる40歳代は特に、活性酸素から**身体を守るためにも外から活性酸素を抑える力を補充しなければなりません。**そのためにも、活性酸素を抑える、つまり抗酸化作用のある食品を摂る必要があります。

抗酸化作用を持つ物質を抗酸化物質と呼び、主な抗酸化物質は次の通りです。※13

- ●フィトケミカル（植物性食品に含まれる物質）
- ●カロテノイド（α・β・γ-カロテン、ルテイン、アスタキサンチン、リコピン、カプサイシン、フコキサンチン）
- ●ポリフェノール（アントシアニン、ケルセチン、ルチン、カテキン、クルクミノイド類、ショウガオール、イソフラボンなどのフラボノイドなど）
- ●ビタミン（ビタミンE、ビタミンC）
- ●コエンザイムQ10、αリポ酸
- ●イオウ化合物（硫化アリル、イソチオシアネート）
- ●リグナン（セサミノール）

抗酸化作用のある食品は次の通りです。

●アントシアニン（ブルーベリー、カシス、黒豆、なす）　●ケルセチン（タマネギ、リンゴ）
●ルチン（そば）　●カテキン（お茶）　●イソフラボン（大豆）　●カルコン（明日葉）　●クロロゲン酸（コーヒー豆）　●ロズマリン酸（シソ）　●ゴマリグナン（ゴマ）　●クルクミン（ウコン）

●タンニン（お茶）●スルフォラファン（ブロッコリースプラウト）●β－カロテン（緑黄色野菜）●リコピン（トマト）●カプサイシン（唐辛子）●アスタキサンチン（エビ、カニ、サケ、イクラ）●ルテイン（ケール、ほうれん草）●フコイダン（海藻）●αリポ酸（ほうれん草）●βグルカン（キノコ）●ペクチン（リンゴ）●テアフラビン（紅茶）●イミダゾールペプチド（カルノシン：鶏胸肉、マグロ、カツオなどの回遊魚）など

このように、抗酸化物質のほとんどは、日頃から食べている野菜や果物などに含まれています。好き嫌いなくバランスよく、毎日、積極的に野菜や果物を食べることによって、抗酸化力を上げましょう。しかし、一人暮らしの方や外食が多い方などは野菜不足になりがちです。少しずつ食生活を変え、上手に抗酸化作用があるサプリメントなども取り入れて、活性酸素を抑えましょう。また、**抗酸化作用のある食品だけを食べていればよいというわけではなく、抗酸化物質の働きを助け、その効果を高める亜鉛やセレンなどのミネラルも必要**です。亜鉛は、牡蠣、牛肉などに多く含まれます。セレンは、カツオ節、アンコウの肝、タラコ（生）、クロマグロ、マコガレイ、ズワイガニなどに多く含まれています。

老化促進物質ＡＧＥから心身の健康を守る

次は、身体の焦げ付き、糖化についてです。

糖化というのは、身体の中で余分な糖とタンパク質が結びついてタンパク質を変性、劣化させて老化促進物質であるＡＧＥ（最終糖化生成物）を生成する反応のことをいいます。

老化は、このＡＧＥが蓄積する糖化と先ほどの活性酸素による酸化によって促進されていきます。１９１２年に、フランスのマイヤール博士（LC Maillard, 1878〜1936）により報告された、アミノ化合物（タンパク質）と還元糖を加熱すると褐色の色素が生成する反応があり、発見者の名前から、Maillard（メイラードあるいはマイヤール）反応[※14]と呼ばれています。

食品工場において、チョコレートやクッキー、コーラ、ビールなどの食品の加工や貯蔵の際の、香り成分の生成や製品の着色などに関わる反応です。ＡＧＥとは、このタンパク質と糖質が高温で加熱されるメイラード反応で生じる、褐色の焦げの部分です。これと同じようなことが、人の体内でも日々起きています。**慢性的な高血糖状態が続くと、体内のあちこちのタンパク質に余った糖がくっつき、体温で温められて焦げ付き、ＡＧＥが作られるわけです。**１〜２ヶ月前の血糖の状態を調べているＨｂＡ１ｃは、赤血球中のヘモグロビンというタンパク質が、何％糖化を受けたかを示していますので、この数値が高い状態が続いているとＡＧＥ

図8　調理の仕方で変わる「AGE量」を少し意識しましょう

食材や食べ物を焼いたり揚げたりすることでAGEは増加します。パンに合わせた洋食メニューは総AGE量が高くなりがちです。AGEをリセットしたいのであれば、食物繊維や魚の多い和食を選ぶとよいでしょう。

●調理・食材で変わるAGE量

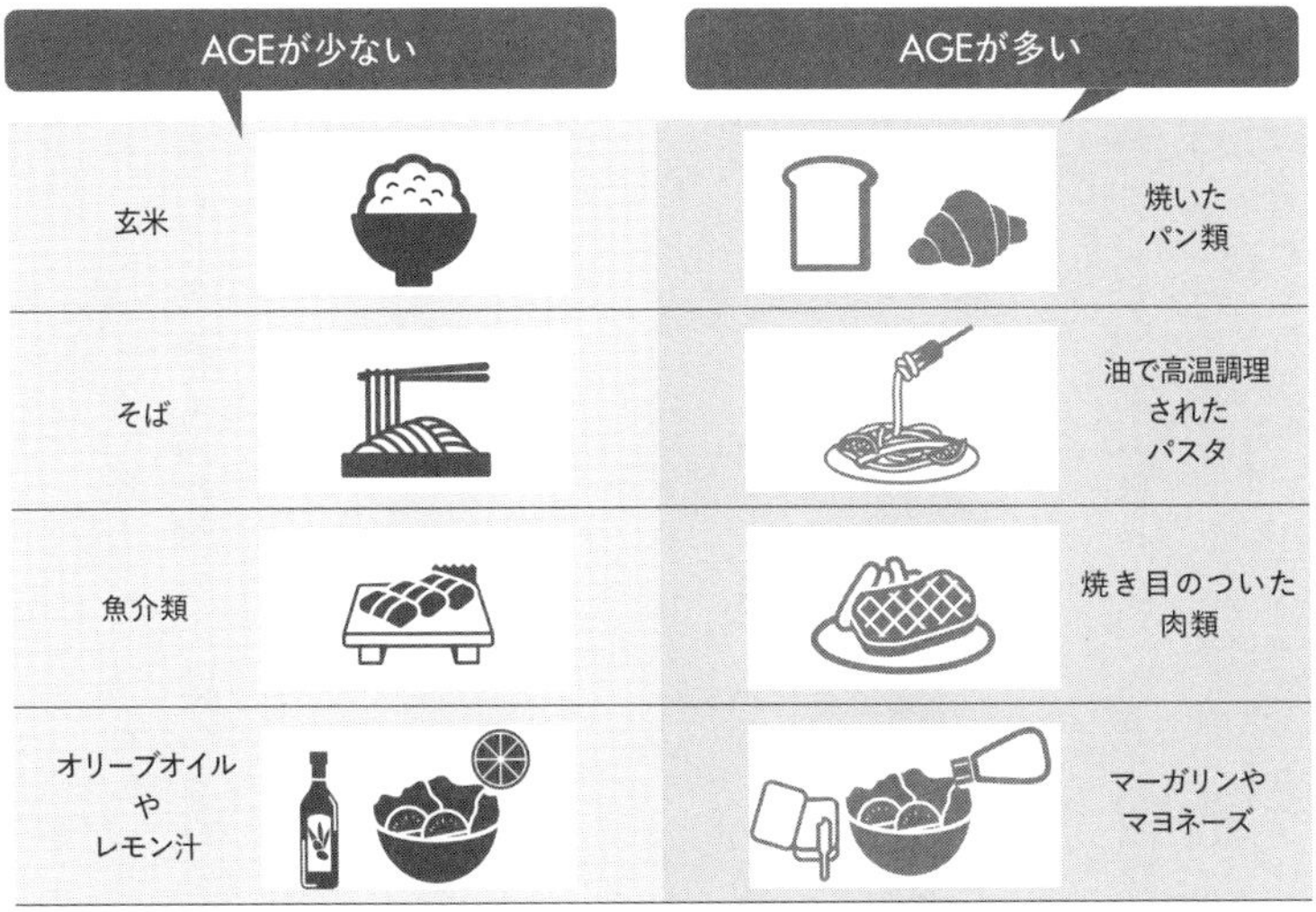

●高温調理ほどAGEが高くなる

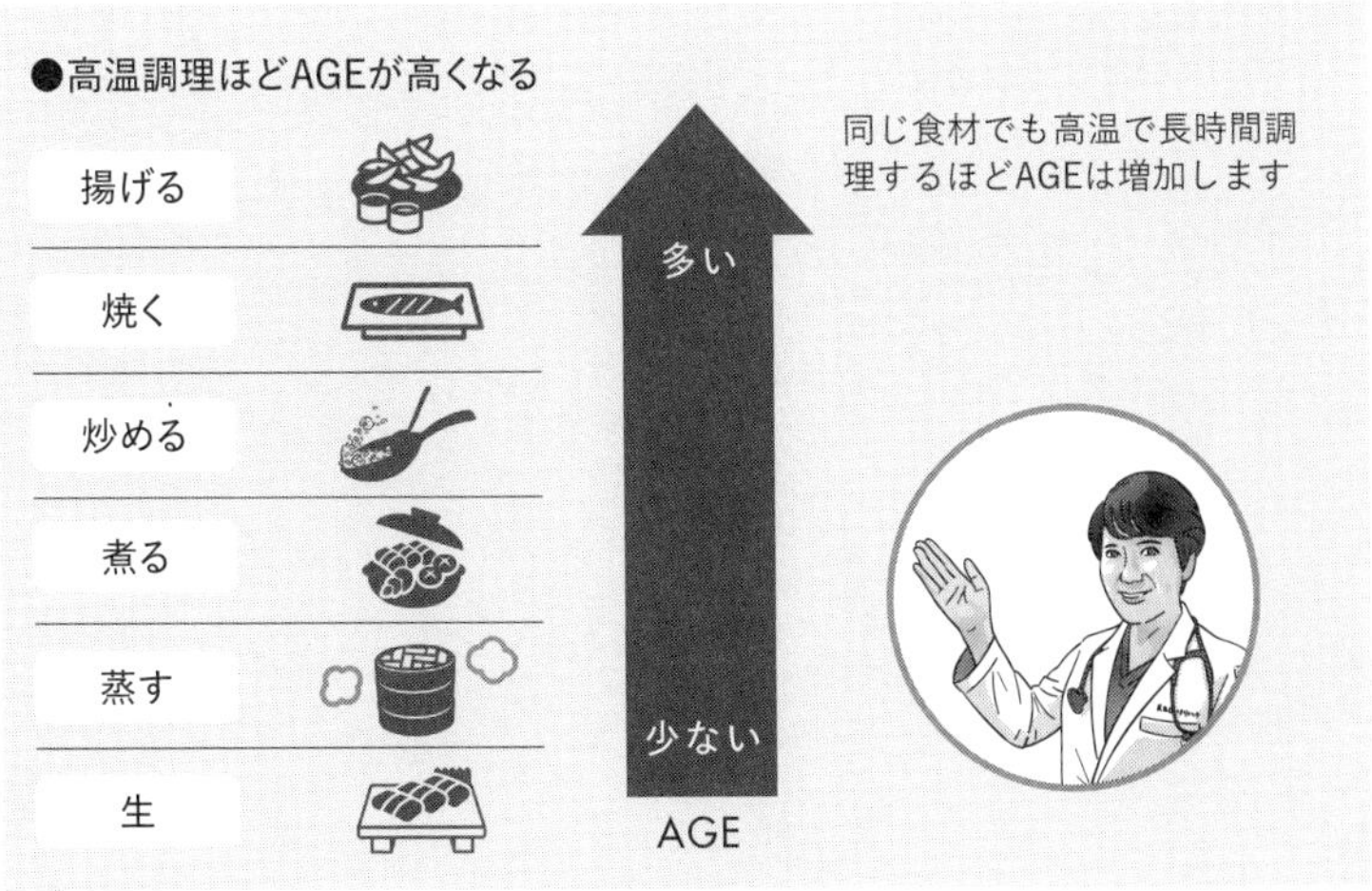

がたくさん蓄積している可能性があります。加齢によっても体内で生成されたＡＧＥが蓄積されていきますが、実は、食べ物からもＡＧＥが入ってきて蓄積しているといわれています。**食事に含まれるＡＧＥの約７％が体内に吸収されることがわかっています。**[※15]

普段、皆さんが口にしているカリカリベーコン、トーストやステーキ、焼き魚、ハンバーグなどの焦げ色、唐揚げやトンカツなどの揚げ物の色、コカコーラなどのカラメル色素、さらにはタバコにもＡＧＥが含まれています。タバコは、緑の葉を高温で乾燥させたもので、色は茶色になっていてＡＧＥが多く含まれているのです。タバコに含まれるＡＧＥも約７％が体内にとり込まれるといわれています。また、アルコールが分解されてできるアセトアルデヒドにもＡＧＥを生成する作用があります。**ＡＧＥの蓄積は、肌や髪、骨など全身の老化を進行させ、さらに体調不良や様々な病気（糖尿病、高血圧、がん、認知症、骨粗鬆症、白内障など）の温床にもなります。**皮膚のコラーゲンが糖化を起こせば、肌の弾力が失われて、たるみやくすみ、シワの原因になりますし、骨の体積の50％を占める主要な繊維タンパクであるコラーゲンが糖化を起こすと脆《もろ》くなります。骨の密度がよくても骨の質が悪くなってしまうのです。軟骨も褐色に色素沈着を起こします。ＡＧＥが高い方は直腸がんのリスクが約２倍になり、さらに飲酒量まで多いと約３倍のリスクに上がるという報告[※16]があります。お肉に含まれるＡＧＥの一種であるカルボキシメチルリジンの摂取量が多いと膵臓がんの発症リスクが高く、男性で約

1・4倍に上がり、これは肉の摂取量というよりも肉に含まれるAGEの摂取量の方が膵臓がんリスクとして重要との研究結果も出ています。[※17]

では、糖化はどのような機序で体に悪い影響を与えてしまうのでしょうか。

その機序は2つあります。**1つ目は、たんぱく質本来の働きが損なわれることです。**たんぱく質は皮膚や骨、筋肉の構成成分です。さらには免疫などの生体反応を起こす際に重要な役割も担っています。これらの機能が損なわれてしまうのです。

2つ目は、慢性炎症です。糖化して劣化したたんぱく質を排除するために、免疫細胞による炎症反応が起こるのです。この反応はくすぶるように長く続く炎症、つまり慢性炎症を引き起こします。別の項でも話しましたが、この慢性炎症は、糖尿病や動脈硬化など、加齢に伴って増加するさまざまな疾患の原因になります。

【身体を焦げ付きから守る】

では、どのようにしたら身体の焦げ付きを予防したり進行を遅くしたりできるのでしょうか。

そのためにまずできることは、食べ物の調理法を少し注意することです。同じ食品でもより高温で時間をかけて加熱するとAGEの量が増えるので、**揚げたり焼くよりも、煮たり蒸したりすることでAGEを減らすことができます（図8）。**

食品それぞれに含まれるＡＧＥ量があります。例えば、同じ鶏肉でも唐揚げや焼き鳥よりも水炊きや蒸し鶏の方がＡＧＥの量を下げることができ、焼き鳥は水炊きの5倍、唐揚げは10倍のＡＧＥの量になります。1日当たりのＡＧＥ摂取目安量は[※18]、1万5000ｅｘＡＧＥまでといわれています。

なんと、ベーコンのＡＧＥは9万。大好きな方は控えましょう。食品中のＡＧＥの高い低いは、なんとなくでよいので知っておくと普段の食事で意識することにつながると思います。

ではここで、ＡＧＥを上げないためのコツをご紹介しましょう。

①ＡＧＥを作ってしまう糖とたんぱく質の結合は酸性下では起こりにくくなりますので、前もってお肉をお酢やレモン汁などの**酸性の漬け汁に浸して（マリネして）おいてから加熱調理を行う**と過剰に作られるＡＧＥの約40～60％を抑えることができます[※19]。

②野菜やキノコ類などの食物繊維から食べることで、食後の高血糖を抑えられたり、食べ物中のＡＧＥの吸収が抑えられる効果があります。まいたけやオクラを食材に加えましょう。体内で生成されるＡＧＥは血糖値を上げ過ぎなければ増えません。血糖値を上げない食べ方（ＧＩ値の低いものを食べる、ゆっくり食べる、糖質は最後に食べる、間食で血糖値を高く維持しないなど）が重要です。

体内のＡＧＥの蓄積量は、高血糖の度合い×高血糖の持続期間で決まるのです。

③食後に10分間、身体を動かしましょう。運動はトレーニングでなくても、NEAT（非運動性熱産生、ニート）と呼ばれる、**運動以外の身体活動**（食器洗い、後片付けのような生活動作、階段を使う、デスクワークのスキマ時間の軽い体操など）**で消費されるエネルギー量を増やしましょう。**

④片手に乗るくらいの無塩、素焼きのアーモンドを食べましょう。食べ物の中のAGEを吸着して排出し、身体の中ではAGEの産生を阻害するといわれています。**皮の部分にポリフェノール、実には不溶性食物繊維が含まれているので効果が期待できるのです。**普段の食事後に「まだ食べ足りない」と思ったときは、スイーツに手を伸ばすのではなく、素焼きアーモンドを食べるようにしましょう。食間に食べれば腹持ちがよいので食事の食べる速さがゆっくりになり、その後の食べ過ぎを防ぐことができます。ただし、1日25g（＝25粒）は超えないようにしましょう。アーモンドの食べ過ぎで下痢や便秘の悪化、肌荒れを起こすことがあります。

⑤**抗酸化物質**（アスタキサンチン、アントシアニン、ビタミンC、E、カロテン、ポリフェノールなど）**や抗糖化物質**（ルイボスティー、ドクダミ茶、ハーブ類、ブロッコリー、ほうれん草、トマト、人参など）**の摂取を心掛けましょう。**

特に注目されているのは、ブロッコリースーパースプラウト（発芽3日目のブロッコリーの新芽）です。成熟したブロッコリーの20倍以上のスルフォラファンが含まれていて、体内のAGE化を抑えてくれます。

⑥**異性化糖（イソグルコース）を避けましょう。**清涼飲料水やスポーツドリンク、栄養ドリンク、ゼリー飲料などの裏面の食品成分表示を見てみましょう。その一番最初に、「ブドウ糖果糖液糖」、とか、「果糖液糖ブドウ糖」などと記載があったら、それは異性化糖といわれる「血糖値スパイク」の原因にもなり、ブドウ糖の10倍以上の糖化リスクのある成分が多く含まれていることを示しています。低温では砂糖よりも甘味が強くなるので清涼飲料水によく使われるのです。ブドウ糖と異なり、その分解にインスリンは関与しません。

メタ解析にて、**1日に1～2回果糖ぶどう糖液糖や砂糖の入った飲料を飲むことで、**2型糖尿病を発症するリスクが26％も増加し、心臓発作または致命的な心臓病のリスクが35％増加し、脳卒中のリスクが16％増加すると報告されています。[※20]

「プラス10」の運動習慣で健康寿命を延ばす

「責任世代」はなかなか自分自身の時間を持つことができず、1日24時間のうち、睡眠時間以外はほぼ会社に貢献する時間になっていたり、その睡眠時間さえも削らざるを得ないような生活を余儀なくさせられてしまっているケースも多々あると思います。

「人間ドックの結果説時に、運動しましょう、と言われても時間がない」というのが40代の方々の本音かもしれません。会社で疲れているし、ジムやプール、ヨガなどに行くような気持ちと身体に余裕がない。トレーニングウェアにわざわざ着替えてまでジョギングするのはおっくうだという多忙な方のために、時間がなくてもできる運動は日常生活の中で探してみると意外とあるものです。仕事や家事などのちょっとした「すきま」時間を、SNSやスマホゲームなどでスマホをいじることに専念せずに、運動する時間に切り替えるのです。

まずは、日々の10分間をどう使うかを考えてみましょう。

プラス10（テン）という言葉を聞かれたことはありますか。プラス10とは、厚生労働省が国民向けのガイドラインとして策定した『健康づくりのための身体活動指針[※21]（アクティブガイド）2013年3月』に込められている、年齢に関係なく、今より10分多く身体を動かして健康寿命を延ばしましょう、という主要なメッセージです。

国立健康・栄養研究所が複数の研究結果を統合して分析をしたメタ解析では、この**10分多く身体を動かすことで、死亡リスクを2・8％、生活習慣病の発症リスクを3・6％、がんの発症リスクを3・2％、ロコモティブシンドローム・認知症の発症リスクを8・8％低下させる**ことが示されています。

10分ウォーキングすると何歩分に相当するでしょう。歩数は1000歩に相当し平均的な距離は600～700m進みます。通勤時や勤務中、お昼休みの10分間、掃除や洗濯、買い物、テレビを観ている時の10分間など、何かをしながらの10分間を有効活用してみましょう。そして、さらなる身体活動量の目安としては、**成人はウォーキング程度の運動を1日合計60分以上、筋トレを週2〜3回、息がはずんで汗をかく程度の運動を1週間に60分以上行なえるとよいでしょう。**また高齢者は、歩行程度の運動を毎日40分以上行うように心掛けたいところですが、持病の悪化や転倒の危険性もあるのでマイペースで行ないましょう。

通勤時にも運動のチャンスはあります。マイカーやタクシー通勤の人は、電車やバス、自転車通勤に切り替えてみましょう。**駅まではとにかく歩くのが一番です。歩くときは歩幅を広くして、ちょっと早歩きにして**前の人たちをどんどん追い抜きましょう。電車通勤だとチャンスは広がります。駅のホームではエスカレーターは使わないで、あえて階段を登りましょう。エレベーターはNGです。普段から運動していない人は、階段の途中で足が上がらなくなってきたり、息が上がってバクバクしたりすることで、足の筋力の衰えや心肺機能の低下を実感するかもしれません。もちろん、具合が悪くなる人や心臓病の方は運動療法について主治医と相談しましょう。

電車に乗ったら、電車内では席が空いていても座らずに立ちましょう。勤務中はデスクワークの人は座りっ放しになりがち。**30分に1回は立ち上がる**ようにしましょう。立ち上がったついでに2〜3分、用事を見つけて歩きましょう。トイレに行くときは、規則が許されるのであればあえて違う階に行くようにしてみましょう。この時ももちろん階段です。そして手を洗いながら、かかとを上げたり戻したりしてみましょう。立ち仕事の場合は、踵を上げてキープしたり上半身は真っ直ぐのままひざを曲げて腰を低くした姿勢をキープしてみましょう。

家事をしていて、洗い物をしながらこの踵上げをキープするのはお勧めです。テレビを観ながらスクワット、仰向けになってからの脚上げ腹筋や、上げた脚を空中で自転車のペダルを漕ぐようにくるくるエアーバイク。掃除や洗濯はダラダラではなくテキパキと。そして、家事や育児の合間のこういった**「ながら運動」で時間を有効に**使ってみましょう。買い物に出かけるときも同様です。近くのスーパーに行くのであればマイカーやタクシーよりも自転車、もっとよいのは歩幅を広げた早歩きです。

忙しくても運動は習慣化できます。いきなりジムに行こうとするのはハードルが高い方も多いはず。**日々、少しずつでもできそうな「スキマ時間」の有効活用、「ながら」運動を始めてみましょう。**

「海馬」のリジュベネーション（若返り）は運動で

人の筋肉は640個。そのすべてを自分の意思で動かしていると思っていませんか？

実は、筋肉には大きく分けて2種類あります。自分の意思で動かしている筋肉は全体の約

40％に過ぎません。これらは「骨格筋」といい、腕や脚などの筋肉です。他の60％はというと、自分ではどうやっても動かすことも止めることもできない筋肉なのです。これには、心臓を動かす「心筋」と、消化管の蠕動運動や血管の拡張収縮を担う「平滑筋」があります。筋肉の働きは、目を開けたり口を開けたり、お箸を持ったり、笑ったり、走ったり、食べ物を消化するために腸を動かしてくれたり、そもそも生きるために、意識することなく心臓を休まず動かしてくれています。

実は身体の各部位を動かすだけではなく、筋肉にはホルモンを分泌する作用があることをご存じでしょうか？　**運動することによって、骨格筋[※22]からは、マイオカインというホルモンが分泌される**のです。**運動すると脳によい**、というのは皆さんご存じのことと思います。でも、その理由は何となくそう思う、という感じだと思います。実は、このマイオカインという筋由来のホルモンには、脳由来神経栄養因子（ＢＤＮＦ）と呼ばれるタンパク質の分泌を促す物質があることがわかってきたのです。

ＢＤＮＦの働きは、神経細胞の発生、成長、維持、再生を促すこと[※23]。ＢＤＮＦが多く含まれている脳の部位[※24]は「海馬」。記憶の中枢です。人間ドックでも海馬の体積を計測することで、認知症のリスクを調べています。**加齢と共に萎縮していくこの海馬、実は、運動することで体積を増やすことが可能であることがわかってきました。ＢＤＮＦが海馬の神経を増やす「神**

経新生」を起こすためと考えられています。働きが解明されつつあるマイオカインは現在のところ約50種類。運動して筋肉が疲労する原因として有名な乳酸もマイオカインの一種です。筋で産生された「カテプシンＢ」や「イリシン」、乳酸などのマイオカインやケトン体は、血中を流れて脳に作用し、脳内のＢＤＮＦの発現を増加させることが報告[※25]されています。

ケトン体も作用するので、ＭＣＴオイル、Ｃ８オイルが肝臓ですぐに分解されてケトン体になることから考えれば、**MCTオイル、C8オイルが脳によい働きをしている仕組みが理解できます。**他には「ＳＰＡＲＣ」というマイオカインがあり、運動して筋の中で増えたＳＰＡＲＣが血流に乗って腸に到達し、初期の大腸がん細胞や前がん病変を認識してアポトーシス（細胞死）に導く**がん抑制作用**が、動物実験などで報告[※26]されています。さらには**2型糖尿病の予防作用**も報告[※27]されています。

大腸がんの発症リスクは、２型糖尿病で高くなります。また、高い血中インスリン濃度が大腸がん細胞の増殖を促すことが明らかになっています。肥満だと血糖を下げるインスリンが効きにくくなるため（インスリン感受性が低くなる）、インスリンの分泌量が増えて、結果として血中のインスリン濃度が高くなるのです。このインスリン感受性を改善することが大腸がん予防につながるのですが、ＳＰＡＲＣは骨格筋の耐糖能（上昇した血糖値を正常に戻したり正常に保つ能力）を改善することによって血中インスリン濃度の上昇を抑制するため、これもまた、大腸発がん予防に寄与している※28と考えられています。これら以外にも、KATというマイオカインは、血中のうつの原因物質といわれているキヌレニンをキヌレニン酸に変換するため、抗うつ※29作用を持つとされています。

マイオカインを分泌するための効果的トレーニング法

それでは、40歳以上で必要なこれらのマイオカインを多く分泌するための運動をご紹介します。**海馬の神経新生を促す**には、息が弾む程度、会話がぎりぎりできる程度のジョギングやサイクリングなどの**有酸素運動がお勧め**です。有酸素運動を行う際の持久力には、MCTオイル、C8オイルが役に立ちます。特に、**C8オイルには即効性があり、筋肉のエネルギーであるケトン体を迅速に筋肉に送り込みます。**

また、脳の栄養であるBDNFの発現を増加させる乳酸を効率的に分泌させる方法は、スロートレーニング（スロトレ）。力を抜かない状態でゆっくりと筋肉に負荷をかけ続けることにより、筋肉は収縮状態を続けます。これにより血管は圧迫され続けるために、血流制限を受けた筋肉は酸欠状態になり、速筋繊維からの乳酸の産生が促進されます。効率がよいスロトレとしては、ゆっくりとしたスクワットで筋肉の中で体積が一番大きい大腿四頭筋を鍛えたり、体幹を鍛えるために椅子に姿勢よく座ったまま片足の膝を上げ下げする椅子腹筋をして、インナーマッスルである腸腰筋を刺激するトレーニング法がお勧めです。

40歳を超えると、使わない筋肉は細くなり、年齢が上がるほど筋肉は落ちやすくなります。筋肉量を増やして基礎代謝を上げておけば、安静にしていてもカロリーを多く消費できる体を維持できます。身体の中で一番大きな体積を占める筋肉である太もも前面にある**大腿四頭筋をスクワットなどで鍛えると効率がよい**です。

自分の意思で動かすことが可能な骨格筋の筋繊維は、「速筋」と「遅筋」に分けることができます。速筋は、スタートダッシュ時の瞬発力や大きな力を短時間必要とする無酸素運動を行うときに活躍します。一方、遅筋は、持続的な運動、ジョギングのように持久力を必要とする有酸素運動を行うときに活躍します。加齢に伴って衰えやすいのは「速筋」。年齢とともに衰えるのが速く、早い場合には20歳頃から萎縮が始まるといわれています。筋トレは無酸素運動ですので、この「速筋」を鍛えます。

筋トレが好きな方は継続しましょう。筋肉は何歳になっても鍛えれば応えてくれます。「筋トレしばらくしていないなかったな」という方は、腕立て伏せなど自分の体重を利用した自重トレーニングから始めてみましょう。特殊な器具は不要なので自宅で気軽に始められます。余裕があれば、重さを調整できる可変式ダンベルを購入して、自宅でパーツごとに筋トレするのもよいでしょう。ただ、くれぐれも無理して関節を傷めないようにしましょう。不安な方はパーソナルトレーナーを付けてトレーニングしましょう。

巷で人気のＨＩＩＴ（ヒット／ヒート）は、高強度のインターバルトレーニングを意味しており、「ハイ・インテンシティ・インターバル・トレーニング」の略称です。**有酸素性及び無酸素性エネルギー供給系の両方に最大の負荷をかけて限界まで身体を追い込むので、短時間で体脂肪を落とす効果が期待**できます。

筋トレ（無酸素運動）20秒→小休憩10秒→有酸素運動20秒→小休憩10秒→筋トレ（無酸素運動）20秒→小休憩10秒→有酸素運動20秒→小休憩10秒を、４分間でこなしますので、初心者は辛いと思います。最初は週1回から開始し、慣れてくれば週2〜3回行います。

これらに組み合わせる運動は多数あり、バイシクルクランチ（床に仰向けに寝て膝を90度に曲げ、脇を開いて頭の後ろで手を組み、左右の足を交互に曲げたり伸ばすタイミングで曲げた膝と逆側の肘をくっ付ける）、スクワットジャンプやバーピージャンプ（立った状態から腕立て伏せの姿勢になり立ち上がる流れでジャンプをする）、ジャンピングジャック（床の上でジャンプしながら両手両足を開く、閉じるを交互に繰り返す）などを行います。高負荷なので、筋肉内の糖の消費率が高くなり、運動後の数時間は代謝の高い状態になり体脂肪も燃焼しやすくなります。心肺機能も同時に高められるので、基礎代謝[※30]も上がります。追い込み系の運動負荷が好きな方にはお勧めですが、くれぐれも無理してお怪我をされませぬようにご注意ください。

筋肉量を減らさないためのエネルギー補給

必要な栄養素を摂らないでいると足の筋肉、特に太い筋肉の筋肉量がどんどん落ちていきます。ダイエット中や糖質制限中にはエネルギー不足になるため、身体のどこかの組織からエネルギーを補充するようになり、筋肉も使われるため、筋肉量が落ちていきます。そうすると、まず階段の上りがきつくなっていきます。

筋肉量が落ちると代謝も悪くなります。筋肉量がたくさんある方、アスリートの方などは山盛りのご飯のように炭水化物をたくさん摂っても太りにくいですが、それは寝ている間でさえ筋肉がそのエネルギーを消費してくれるからです。筋肉の中に中性脂肪もストックしているので、何かエネルギーが必要になった際にそれを取り出してエネルギーを補給します。筋肉量が落ちると中性脂肪をストックする場所も少なくなってしまいます。

筋肉量を減らさないためには、筋肉をエネルギー源にさせないことが大切です。脳や筋肉、心臓など、最もエネルギーを欲する部位にすぐにエネルギーを補給してくれるものがあれば、ダイエット中や糖質制限中でもエネルギー補給をしてくれて筋肉量が落ちにくくなります。そのためには、即座にエネルギー補給ができるC8オイルがお勧めで、筋トレの際にもC8オイルは効果的です。

例えば、バルクアップ（筋肉を肥大させて体脂肪を増やさずに身体を大きくすること）するためには、筋肉に負荷をかけて、一度、筋肉繊維を傷つけて、再度成長させることを行いますが、負荷をかける際には自分の限界よりもやや過重な負荷をかけてトレーニングを終えます。その後にアミノ酸を摂ったりしますが、そのままエネルギー源を摂らないでいると、48時間後にはせっかく鍛えた筋肉が萎縮してしまい、次にトレーニングした際には、前回と同じ負荷ができなくなります。

こうした場合、C8オイルをサラダにかけたりして必要なエネルギーを上手に摂れば筋肉量を維持できます。すると、前回終了した時と同じ負荷の重量を持ち上げることができ、そこから再度、筋肉を成長させることができるのです。

プロテイン・ダイエットを行うときの注意点

タンパク質は、生物すべての生命現象を担っている重要な物質です。毛髪や皮膚、筋肉、臓器などの身体の構成成分でもあり、抗体、ホルモン、酵素など身体の機能を調節する成分でもあります。ダイエットしようと極端に食事量を減らしてしまうと、髪がパサついたり細くなった経験はありませんか？　それは、髪の主成分であるタンパク質（ケラチン）が不足して、髪のハリやツヤが失われてしまったからです。さらに極端な食事制限を続けてしまうと、髪が細くなったり抜け毛が増えたりする恐れもあります。もっと怖いのは免疫機能の低下も起こしてしまう恐れがあることです。そのため、**タンパク質は維持してダイエットをしようというのがプロテイン・ダイエットの目的となっています。**

ただ、タンパク質の摂取は重要だからといって、自己流で1日の食事をすべてプロテインに置き換えて極端に食事摂取量を減らしてしまうと、脂肪と共に筋肉量や水分量も落ちて一時的に体重は落ちますが、その分、代謝の悪い身体になってしまい、普段の食事内容に戻した途端にお腹が出るようになりリバウンドをしやすくなります。あくまでもプロテインは補助的な使い方をしましょう。

低炭水化物ダイエットを行なってすぐに体重が落ちた！　という経験をしたことがあるかもしれません。実はその理由は、塩分と炭水化物を摂らないことによる急激な水分量低下が原因といわれています。塩分は摂りすぎると身体がむくむのはご存じだと思いますが、体内に水分を保持する役目があるのです。糖質についても体内では糖質1グラムあたり3グラムの水分と結合しています。糖質制限を開始して1～2週間は水分量の低下による体重減少が起きていることは知っておくとよいでしょう。

プロテイン・ダイエットとは、栄養バランスのとれた食事を維持、改善しながら健康的に痩

せるためのサポート的な方法です。過剰にタンパク質を摂りすぎると、腎臓や肝臓にも負担がかかる場合があります。ある日突然、両足に靴下の跡が目立つようになって明らかにむくんでいる、という場合には、プロテインの過剰摂取で腎臓に負担がかかっている可能性があります。**採血で尿素窒素（BUN）という数値が上がっていたら摂取を控えましょう。これを放置していると腎機能を示すクレアチニン（Cr）も上昇し、腎機能障害を起こしてしまいます。**

プロテイン・ダイエットのポイントは、極端な食事制限はせず、栄養バランスのとれた食事を摂取しながら、食事の一部（糖質や動物性脂肪）をプロテインに置き換えてカロリーを制限することです。1食すべてをプロテインにする方法はバランスを崩すのでNGです。

ご飯のお代わりとか大盛りを頼む傾向のある方や、麺類の替え玉を注文してしまいがちな方など、明らかな摂取カロリーオーバーな場合には、そのお代わり相当分をプロテインに変えることから始めてみましょう。また、お菓子などの間食が習慣になっている方は、プロテインに置き換えてみましょう。

さらにお勧めなのは、プロテイン・ダイエット中に、筋トレや有酸素運動を増やすなど身体活動量をアップさせることです。筋トレをすることは、リバウンドを防ぐことに繋がります。**筋肉をつけることで基礎代謝量が増え、消費エネルギーも増えます。筋トレや有酸素運動をしながら、ダイエット目的でプロテインを飲むタイミングとしては朝食後や運動後がいいでしょ**

う。これは、アスリートやバルクアップ目的で筋肉を増量させる飲み方とは異なります。筋肥大のためとなると、運動前後や、間食、寝る前の摂取も考慮に入れる場合もありますが、やり方を間違えると肥満や腎機能障害を招くことがあります。筋トレをしている方の場合、1日あたりの食事からの総たんぱく質摂取量が、体重1kgあたり1・5gまでは筋肉などの身体づくりやエネルギーに使われるのですが、それ以上の過剰摂取になると体脂肪として蓄えられて、肥満につながる可能性もあるのです。

プロテインに配合されているタンパク質には、速やかに吸収されるホエイプロテイン（牛乳由来）、緩やかに吸収されるカゼインプロテイン（牛乳由来）とソイプロテイン（大豆由来）があります。激しい運動直後は速やかに吸収されるホエイプロテインがお勧めです。また、女性の場合には、ソイプロテインはホエイプロテインに比べて、筋肥大に必要な分岐鎖アミノ酸BCAA（バリン・ロイシン・イソロイシン）の含有量が少な目なので、軽めの運動時がお勧めで、なおかつ、ゆっくり吸収されるので運動1時間前に摂取するとよいでしょう。豆乳はソイプロテインに比べて脂質や糖質が多く含まれているので、普段豆乳を飲んでいる方は、ダイエットのためにソイプロテインに切り替えるのも「置き換え」になります。

普段の食事の中で、タンパク質を主に含む食品としてふと油断しがちな肉には、脂質が多く含まれるものもあり、**健康的なダイエットをしたい場合には動物性脂肪を控えるのがよい**ので置き換えのターゲットになります。例えば、サーロインステーキの脂、豚バラ肉、豚ロース肉の脂身、鶏もも肉の皮つきなどは脂質摂取を意識する対象です。金額は高くなりますが、ステーキを食べたい場合は牛ヒレを。どうしてもとんかつを食べたい場合はヒレ肉をチョイスすることなどが必要になってきます。ダイエットをする場合、日々、メニューの中から動物性脂肪の少ない食品を選んだり、プロテインで置き換えるという選択肢もあるわけです。

プロテインを何に溶かすかも重要です。摂取カロリーのことを考えたら、水分で溶かしても飲みやすいプロテインを選ぶのがよいでしょう。牛乳で溶かしたりスムージーに溶かすのも美味しいですが、目標とする体重に達していない場合にはカロリーを抑えるために水に溶かす方法をお勧めします。運動直後のゴールデンタイムとも呼ばれる吸収効率が高まっている状態でのプロテイン補給は、筋タンパク質の合成率をより向上させ、筋肉痛の軽減にもつながるため、**迅速に吸収させるために水で溶いて飲むのがよい**でしょう。牛乳などに溶かすと吸収速度は穏やかになります。ある程度、目標体重になって、摂取カロリーを厳格に気にしないでよいくらいになった方が、間食で腹持ちをよくしたい場合には、豆乳や牛乳に溶かすのもよいでしょう。

プロテイン・ダイエットを導入することで、もし体脂肪が増加してしまった場合には、消費カロリーよりも摂取カロリーが多いということになりますので、一旦、プロテインを飲むのをやめて、食事内容を見直すことをお勧めします。あくまでも、補助的な使い方をするという前提を忘れないように注意しましょう。

自律神経をコントロールする「マインドフルネス」

日常生活をおくるなかで、私たちは誰もが多かれ少なかれストレスを受けています。職場、取引先、家庭内、友人関係、親子関係、隣近所との付き合い、街中を歩いているとき、騒音、約束の時間に間に合わない、渋滞、蒸し暑い、クーラー効き過ぎで寒いなど、考えれば考えるほどたくさんのストレス要因に囲まれていることに気がつきます。

それでは、そのストレスって、いったい何でしょうか？

実は、私たちがよく口に出していうストレスとは、正確にはストレッサー（ストレス要因）です。**ストレスとは、ストレッサーに対して生じる「生体の非特異的反応」をいい、ストレスという言葉自体には、実はネガティブな意味合いはないのです。**ストレス学説を唱え、ストレッサーの生体反応を明らかにしたカナダの生理学者、ハンス・セリエはこんな言葉を残しています。「ストレスは人生のスパイスだ」。つまり、その度合いによって感じ方が異なるのです。

ストレスは、**適度であれば快ストレス、過度で慢性的なものであれば不快ストレス**といいます。しかし、同じ環境下や状況下であっても、その受け取り方はまちまちなのも事実です。ではストレスを感じているときに、心の中ではどんなことが起きているのでしょうか。実はその時、心は過去や未来をさまよっていて「今」にいないのです。過去を振り返り、あの時こうしていればよかったのにと後悔し、うつ状態になる。今度は未来を想い、このままでよいのだろうか、将来、大丈夫かと不安になるのです。

そして、これらの思考が行ったり来たりします。いわゆる、思考の「反芻《はんすう》」です。**そんな時に、メンタルをコントロールするための方法が「マインドフルネス」です。**マサチューセッツ大学のジョン・カバットジン（Jon Kabat-Zinn）教授は、マインドフルネスによるストレス低減の重要性をこう唱えています。

「マインドフルネスとは、意図的に、今この瞬間に、評価や判断をすることなく、ただ注意を向けること」と。つまり「脱中心化」が大切なのです。ヨガや瞑想によって「今の感覚」にただ注意を向け続けるのです。自分の身体の感覚、呼吸の感覚を観察し、思考や感情を観察するのです。

これによって、先ほどの**思考の反芻に巻き込まれるのを防ぎ、自分自身の思考を客観視することが可能になります。これが「脱中心化」です。**「今の感覚」に注意を向け続けると、「自分はダメな人間だ」ではなく「自分はダメな人間だ、と考えているな」と、自分を客観視できるようになります。

寝るとき、ベッドで横になったとき、手の甲が触れているシーツの温もり、感触に意識を向けていき、温かくて気持ちいい、ふわふわしている、口や鼻を空気が通って気管に入って来ているな。入ってくる空気が心地よい温度だ、鼻の中に触れる空気の感覚を感じる、空気が肺に入って肺が膨らんだり縮んだりしているな、と「今の身体の感覚」にフォーカスしてみてください。きっと明日から、違った自分が見えてくるかもしれません。

睡眠不足にも要注意

睡眠不足になると、食欲を増進させる「グレリン」というホルモンが胃から多く分泌され、結果として過食、肥満につながる可能性が高くなります。また、**50歳から60歳の睡眠時間が6時間未満の場合、認知症リスクが高まる**という報告もあります。

睡眠中に、脳内のアミロイドβ（脳内のゴミ）が除去されるという研究結果[※31]があり、睡眠時間の確保はとても重要です。**脳が、睡眠中に毒素を取り除くメカニズムも明らかにされています。入眠時に最初に訪れる深い睡眠であるノンレム睡眠中に、脳脊髄液の緩やかな「大波」が、脳を洗い流す、**というとても興味深い報告[※32]があるのです。

第6章

どうしても足りない栄養素をプラスする

Chapter 6

"How to Use Supplements"

必要な栄養素を、毎日すべて摂取するのは困難です。
最後の章では、健康を手に入れる選択肢の1つとして
今注目の新しいオメガ3系のクリルオイル、
話題のALA、エクオール、亜鉛、ビタミンDといった
サプリメントの説明をしましょう。

抗酸化作用のあるサプリメントの必要性

ここまで話を進めてきたような食事を日々心掛けようとしても、多忙でなかなか自分の身体、健康にまで気をつかうことができない、という方もいると思います。必要な栄養素を毎日すべて摂取するのは困難ですが、最初から食生活の改善を諦めてサプリメントに走るのではなく、**サプリメントを摂ることによって、それが食生活に対する意識改革に繋がり、栄養バランスを省みる1つのきっかけになるというのであれば、健康的な身体を手に入れる方法の選択肢としてあってもよい、と私は思います。**

抗酸化作用のあるサプリメントは多数存在していますが、むやみにサプリメントなどに頼ると、特に脂溶性栄養成分の場合には、過剰摂取となることがありますので注意が必要です。病院に通院されている方の場合には、サプリメントの購入や是非については、主治医と相談しながら決めていくのが理想的です。

例えば、カロテンは、カロテノイドという色素の一種で、動植物の黄色または赤色の色素成分です。水に溶けにくく、油に溶ける性質（脂溶性）を持っています。脂溶性のサプリメントの多くは、その性質によって液状のままカプセルに入っています。

カロテン類の代表的なものとしてβ－カロテンやリコピンなどがあり、その強い抗酸化作用によって、カロテンは有害な活性酸素を除去します。**活性酸素を除去することで、LDLコレステロールの酸化を防いで動脈硬化のリスクを下げ、細胞の老化防止などに効果があります。**

さらにカロテンの一部は体内でビタミンAに変換され、皮膚や粘膜を健康に維持し、細胞の成長を促進し、網膜の光を感じ取る視細胞の機能をサポートして、薄暗いところでの視力（夜間視力）などの眼の機能を正常に保ちます。

今注目の新しいオメガ3系脂肪酸「クリルオイル」

クリルオイルとは、海中（南氷洋全域の表層）に生息する体長約2～6㎝のナンキョクオキアミというエビに似た外見の動物性プランクトンから得られるオイル成分です。このナンキョクオキアミには発光器官があり、光を放つので「光るエビ」と呼ばれることがあります。また「小さな巨人」とも呼ばれ、世界最大の哺乳類であるシロナガスクジラの大きなカラダは、主食のナンキョクオキアミが作り上げています。

クリルオイルは、EPA・DHA（オメガ3系脂肪酸）、レシチン・コリン（リン脂質）、アスタキサンチンの3つの重要な栄養素を豊富に含んでいます。

EPA・DHAはご存じの通り、魚油にも含まれていますが、サプリメントや病院から処

図9 「クリルオイル」には、リン脂質結合型という有利な特徴がある

オメガ3には3つのタイプ(リン脂質型・トリグリセリド型・エチルエステル型)があり、リン脂質型のクリルオイルはオメガ3の吸収率が高いという特徴があります。また油だけでなく水にも溶けるため空腹で摂取しても吸収されやすいのです。

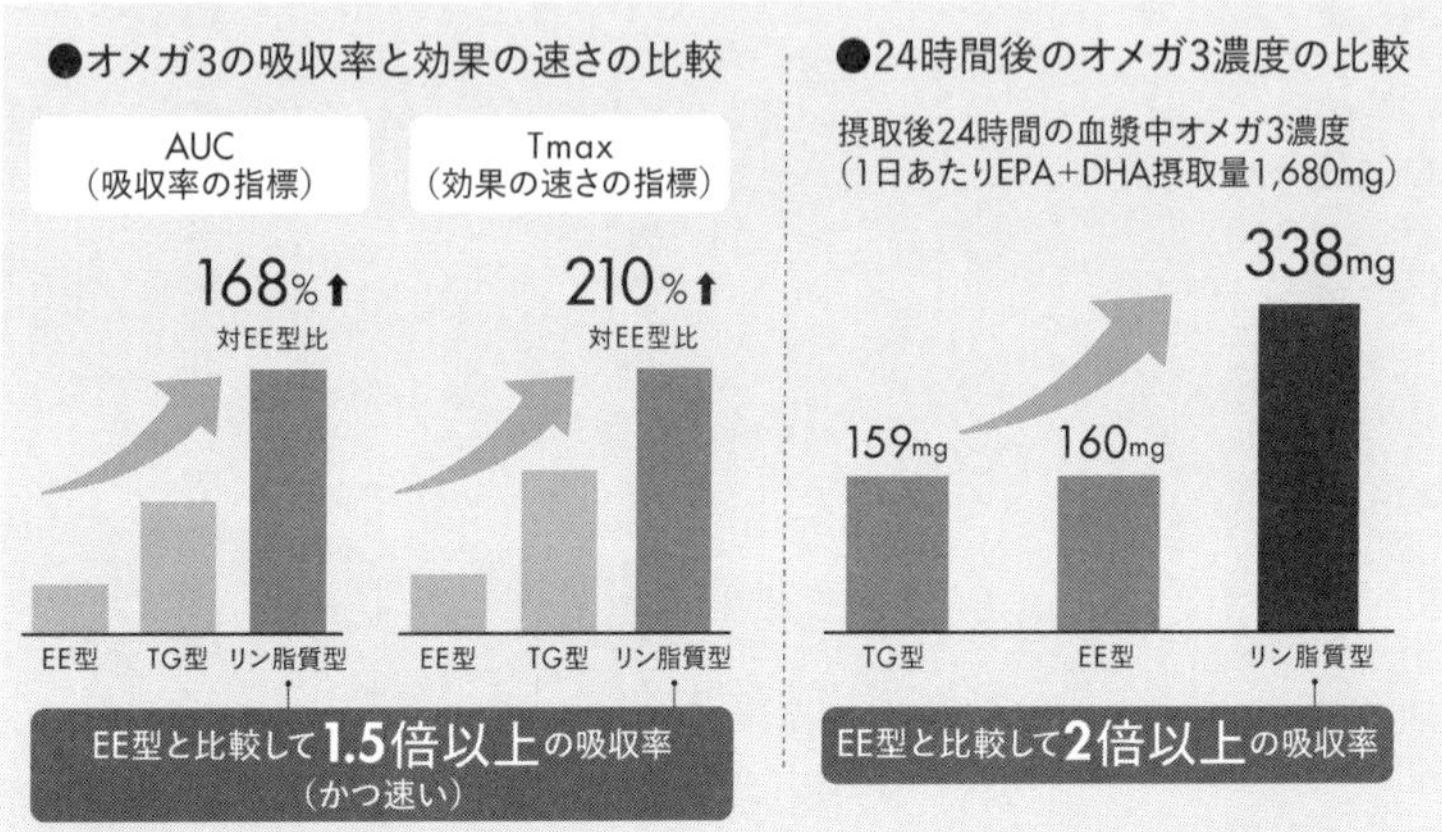

出典：Schuchardt JP et al., *A. Incorporation of EPA and DHA into plasma phospholipids in response to different omega-3 fatty acid formulations--a comparative bioavailability study of fish oil vs. krill oil.* Lipids Health Dis. 2011 Aug 22;10:145.

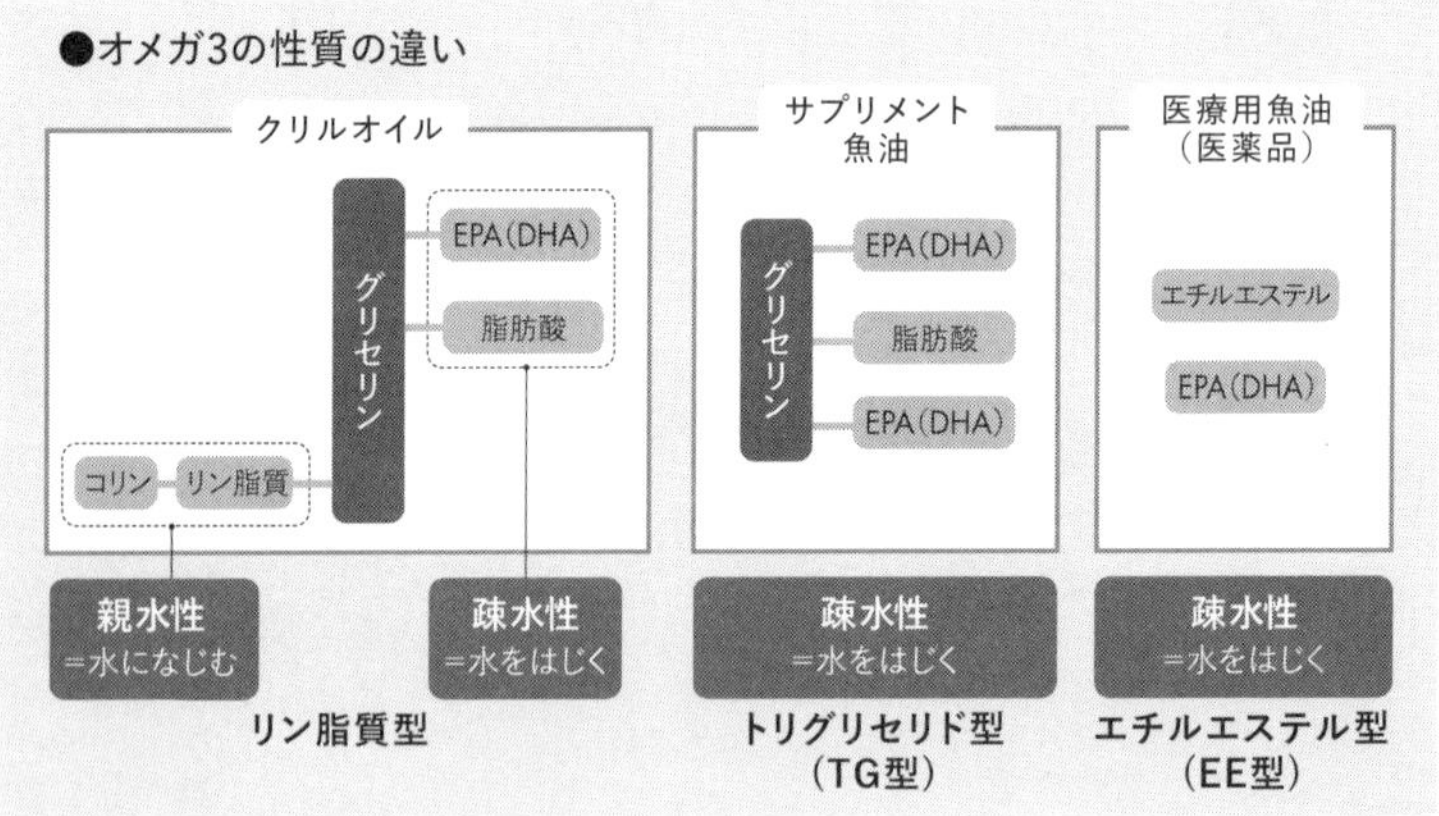

方される薬もあります。皆さんは、ＥＰＡ・ＤＨＡには異なるタイプが存在するのをご存じでしょうか。**実は、魚油や魚油を含んだサプリメント、処方薬、クリルオイルのＥＰＡ・ＤＨＡには、それぞれ分子構造に違いがあるのです（図9下）。**「とりあえずＥＰＡ・ＤＨＡだから飲んでおこう、どれも同じでしょう」と思って漫然と購入していたら、実はもったいないことをしているかも知れないのです。

そもそもＥＰＡ・ＤＨＡは、どこから来たのでしょうか？　ヒトはもちろんのこと、魚自身もＥＰＡ・ＤＨＡを生成することはできないのです。魚も、食物連鎖の過程で体内に蓄えることができているのです。一般的に、ＥＰＡ・ＤＨＡは微細な藻類によって合成されています。微細な藻類は高い光合成能・油脂生産能を有しています。それを動物性プランクトンが捕食し、小魚が食べ、小魚を大型魚が食べることにより移っていきます。**藻類は食物連鎖の最下層に位置するため、魚由来と比べ、メチル水銀やダイオキシンなどの有害物質の蓄積もなく、安全性が高いのです。ナンキョクオキアミも食物連鎖の下層に位置する動物性プランクトンなので、藻類同様に安全性が高いのです。**

また、現在のＥＰＡ・ＤＨＡの市場は魚油に依存しているため、供給不足が懸念されています。ナンキョクオキアミは、世界最大クラスのバイオマス（生物資源：ｂｉｏの量、ｍａｓｓを表す概念）となっているので、「**持続可能（サスティナブル）かつ生産可能**」なのです。

藻類由来のＥＰＡ・ＤＨＡ、魚油、サプリメント用の魚油は、トリグリセリド型のＥＰＡ・ＤＨＡです。これは、脂肪酸が３分子結合したトリグリセリドという状態になっていて、ＥＰＡやＤＨＡが結合[※1]しています。これをそのまま濃縮したものがサプリメントになっています。

医療用魚油（病院から処方される薬）であるエチルエステル型のＥＰＡ・ＤＨＡは、医療用として認可されるためには96・５％以上の純度が必要なため、トリグリセリドに結合したＥＰＡ・ＤＨＡを一旦、分解してエチルエステル化してＥＰＡ・ＤＨＡのみを抽出することで純度を[※2]高めています。

一方、**クリルオイルは「リン脂質結合型のＥＰＡ・ＤＨＡ」です。リン脂質は細胞膜の構成成分でもあるため、リン脂質結合型のＥＰＡ・ＤＨＡは吸収されやすいという特性があります。**そのため魚油・サプリメントのトリグリセリド型や医療用魚油のエチルエステル型よりも吸収率が高く吸収速度も速いうえ、血中や組織への移行性に優れ、特にエチルエステル型の１・５倍以上の吸収率、２倍の吸収速度との報告があります[※3]（図９上）。また、病院から処方されるオメガ３製剤は食直後に内服するように薬局で指示されると思います。これは、エチルエステル型のオメガ３（医療用オメガ３）は、空腹時摂取の場合には食後摂取と比較して、約40％吸収率が低下[※4]するからです。

リン脂質結合型オメガ3であるクリルオイルの空腹時血中濃度を調べた研究では、エチルエステル型のオメガ3（医療用オメガ3）と比較して、**リン脂質結合型は、**食事の脂肪含有量の影響を受けなかったとの報告があり、**空腹時に内服しても食後に内服しても効果は同じなのです。**※5 また、脳血液関門（BBB）も通過するため脳にも到達しやすく、脳神経系の改善にも効果※6が期待できます。

クリルオイルの吸収率の高さの理由として、他の魚油のタイプは、水をはじく疎水性ですが、リン脂質があることで水となじむ親水性の性質も持ち、EPA・DHAという脂肪酸の疎水性とともに両面の性質を持っていることが挙げられます。細胞膜を形成する主要な成分であるリン脂質は、グリセリンに脂肪酸とリン酸が結合した複合脂質です。水になじみやすい親水性部分と、水をはじく疎水性部分の両方を併せ持っており、乳化しやすいという特徴があります。

クリルオイルに含まれるリン脂質には、レシチン（ホスファチジルコリン）とコリンがあります。レシチンはコリンの前駆体（コリンが生成する前の段階の物質）です。コリンは、脳神経細胞ではアセチルコリンの原料となります。**アセチルコリンは、運動神経や副交感神経の末端から出て、記憶・学習・睡眠・リラックスなどの役割を担う神経伝達物質です。**認知症の方では、脳内のアセチルコリンが著明に減少しているという報告があります。

ところが、コリンは、私たちの身体では十分な量を作り出せないため、食物として取り入れる必要があるのです。レシチンはオメガ3系脂肪酸の吸収を促進する乳化作用があるため、一般的な魚油に比べてより効率的に吸収されるわけです。また、オメガ3系脂肪酸がリン脂質に組み込まれていることにより、**あの青魚特有の「戻り臭」がないことも特徴なので、青魚が苦手な方も飲みやすいのです。**

さらに、**クリルオイルには、アスタキサンチンという強い抗酸化物質が含まれているため、酸化しやすいオメガ3系脂肪酸を酸化から守るための保存料が不要です。**酸化していないEPAの吸収率を上げているのでEPA／AA比の改善も得られ、心血管系疾患発症予防に寄与できます。例えば、日本人166名を対象にしたクリルオイルと中性脂肪値の関係についての研究[※7]があります。この研究では、クリルオイル（1g／1日）を摂取した場合の脂質代謝への影響、特に血中の中性脂肪値への影響を検証しています。結果は、**クリルオイル摂取以前に基準値以上の中性脂肪値だった被験者において、中性脂肪値に顕著な減少が認められました。**一方、クリルオイル摂取以前に中性脂肪値が基準値内だった被験者には影響は出ませんでした。

また、1日当たり1〜3g（BMIに依存）のクリルオイルの摂取により、血糖、総コレステロール値、中性脂肪値、LDLコレステロール値の減少、HDLコレステロール値の増加に効果的であったとの報告[※8]もあります。中等度の高中性脂肪血症患者（TG＝150－500mg／dL）に対する研究（4週間食事療法後に4週間内服）では、クリルオイル1g／日摂取群は、魚油（エチルエステル型オメガ3：医療用魚油）2g／日摂取群よりも有意にHDLコレステロール値を増加させ、炎症マーカーである高感度CRP値を有意に減少させました。一方、中性脂肪値の低下は多めの魚油に軍配が上がったとの報告もあります。ただ、なかなか上げることができないHDL増加効果については目を見張るものがあります。[※9]

さらに重度な高中性脂肪血症患者520名の患者（アジア人を含む）を対象とした試験結果[※10]もあります。参加者はクリルオイル4g／日か、プラセボ（偽薬）のどちらを投与され、投与前、12週間後、26週間後の血中中性脂肪値を検査しました。結果は、クリルオイルを飲んだ群では、12週間後の血中中性脂肪値は基準値から26・0％減少し、26週間後は33・5％減少。一方、プラセボ群では12週間後は15・1％の減少、26週間後は20・8％の減少で、それぞれマイナス10・9％、マイナス12・7％という有意な差が確認されました。

このように、**残余リスクとしての中性脂肪値やEPA／AA比の改善[※11]につながるため、クリルオイルを日常に取り入れるのはとても意義があることと考えられます。**

【クリルオイルのその他の注目される効能】

- クリルオイル2g／日の摂取で、**PMS（月経前症候群）に伴う感情的・身体的症状の緩和が、魚油よりも効果が高い**（鎮痛剤の使用量の減少）という研究結果が報告されています。[※12]

- 定年退職した日本人60代、70代45名を対象にした「クリルオイルの認知機能への影響」を検討した研究によると、クリルオイル2g／日あるいは魚油2g／日を12週間続けた場合の比較では、記憶試験中の、大脳皮質におけるオキシヘモグロビン濃度（脳波で計測する脳の活性化を示す指標）は、クリルオイルと魚油でともに高くなりました。クリルオイルは、12週時点でベースラインの約50％増加し、魚油と比べて約20％高くなりました。一方、計算試験中のオキシヘモグロビン濃度は、クリルオイルのみ有意に増加し、12週時点でベースラインの約60％増加し、魚油と比べて約50％高まりました。
これは、**オメガ3（n－3）系PUFA（多価不飽和脂肪酸）が高齢者の認知機能を活性化させる可能性を示唆**しているうえ、特にクリルオイルでは、大部分がリン脂質に取り込まれている**（リン脂質結合型）ために、魚油より効果的**[※13]であったものと考えられています。

- 変形性膝関節症の患者90名に対するクリルオイル300mg／日の摂取効果をみた研究では、

7日および14日という短い期間で、**ＣＲＰ値（炎症反応）を有意に抑制し、関節炎症状も軽減**することが報告されています。[※14]

なお、クリルオイルは「エビ・カニ」には該当しませんが、摂取される際、甲殻類アレルギーのある方はご注意ください。

赤橙色の色素・アスタキサンチンの高い抗酸化力

アスタキサンチンは天然の美しい赤橙色を示す色素で、自然界に広く分布しており、エビ、カニ、サケなどに多く含まれるカロテノイドの一種です。**アスタキサンチンには、強力な抗酸化力があります。抗炎症作用、動脈硬化抑制作用、眼精疲労軽減効果のほか、動物実験では、記憶を司る「海馬」に有益な効果も認められています。**

脳と目は繊細な器官ですので、血液が入っていくその入り口には関所のようなものがあります。それぞれ「血液脳関門」、「血液網膜関門」という厳重なバリアのようなシステム（毛細血管の内壁を覆っている内皮細胞で構成）があり、病原体や有害物質の侵入を防いでくれています。分子量４５０以下の低分子の脂溶性の物質、グルコースやアミノ酸、カフェインは通過します。またアルコールも通過します。しかし、ビタミンＣやより分子量の大きいビタミンＥ、さらに大きいコエンザイムＱ10などの抗酸化物質は、通過を拒否されてしまいます。ところが、

アスタキサンチンに関しては、他の抗酸化物質が通れないこの関門を通過することができるのです。

実は、動物はアスタキサンチンを自ら作り出すことはできません。ヘマトコッカスと呼ばれる海の藻類が、高温、強い光、高い塩分濃度などのストレスを感じるとアスタキサンチンなどのカロテノイド色素を合成して体内に蓄積します。その抗酸化作用のお陰で、ストレス環境下でも他の藻類と違って増殖し生き残ることができるのです。

このヘマトコッカスをオキアミなどの動物性プランクトンが食べ、さらにエビ、カニ、魚類が食べて、食物連鎖によって数多くのさまざまな生物の体内に取り込まれていくのです。アスタキサンチンの抗酸化作用は、β－カロテンの5倍、緑茶カテキンの560倍、コエンザイムQ10の800倍、ビタミンEの550〜1000倍、ビタミンCの6000倍に相当する[※15]といわれています。

毎日、エビやカニを食べるわけにはいかないので、サプリメントとして摂取するのをお勧めする栄養素の1つです。例えば、ナンキョクオキアミから抽出されたクリルオイル。ナンキョクオキアミは元来、アスタキサンチンを含有しているため、**クリルオイルには天然のアスタキサンチンが含まれており、同じく豊富に含有されているオメガ3系脂肪酸であるEPAとDHAを酸化ストレスから防いでいます。血液をサラサラにしたい方には「一石何鳥」にも**

なりお勧めです。

40歳を超えたら必須！ 生命の根源物質「5－ALA」

今や多方面で注目を集めているのが、5－ALA（5-Amino Levulinic Acid, 5アミノレブリン酸、アラ以下ALA）です。**動植物の生体内に含まれる天然のアミノ酸です。**

ALAはどんな役割を果たしているのでしょうか。私たちの身体を構成する細胞の中には、ミトコンドリアという器官があり、その数は1つの細胞の中に数百個から数千個入っています。ミトコンドリアは、生命誕生の36億年前に細胞に共生したと考えられ、細胞の活動に欠かせないエネルギー（アデノシン3リン酸、ATP）を作り出す役割を担っています。またミトコンドリアは、体内で作られるATPの約95％を作っていますが、貯蔵できないため、**日々、ミトコンドリアがATPを作って身体が必要とするエネルギーを補充**しているというわけです。

ミトコンドリアがエネルギーを作り出すためには、私たちが食事で摂る糖質や脂質が必要です。生体内に摂り入れられた糖質はブドウ糖に変換された後、細胞内で解糖されますが、やがてミトコンドリアに取り込まれALAによってATPに変えられます。つまり**ALAも生命誕生の頃より存在した物質**ということになります。

また、ALAはミトコンドリア内に多く存在するコエンザイム（補酵素）Q10というタンパク質とも連携し、エネルギーと水を作り出しています。この水は代謝水といい成人で1日あたり約500mL作られ、**身体の水分保持やお肌の潤い**などにとって重要な役割を担っています。

ＡＬＡは鉄分と結びついてヘムという物質の構成成分になります。このヘムは、ミトコンドリアに作用して代謝を活性化し、血液中で**酸素を運ぶヘモグロビンの材料**となります。また、抗酸化酵素（カタラーゼ）になって**体内の活性酸素を除去**したり、**肝臓内で毒素を分解する酵素**にもなる重要な物質です。

私たちの身体を自動車に例えると、ミトコンドリアはエンジン、ＡＬＡはエンジンを潤滑に動かすエンジンオイルということになります。ただ、エンジンが不調になって不完全燃焼の排気ガスが出ると大変です。自動車でいえば、排気ガスは活性酸素ということになります。ただ、**60歳になるとＡＬＡが約6割に減ってしまいます**[※16]し、過労やストレス、運動不足などによってもＡＬＡの量が減ってしまうことがわかっています。**ＡＬＡのピークは17歳前後でその後、徐々に減少**[※17]していきます。

つまり、加齢による衰えにはたくさんの要因がありますが、ＡＬＡの減少もその1つということです。エンジンに新しいエンジンオイル、つまりＡＬＡを補給し排気ガスである活性酸素がたくさん出ないようにしていくことが大切ということです。加齢などによって減っていくＡＬＡを補給すれば、ヘムによって代謝が活性化し、劣化したミトコンドリアを捨てて、

図10 ミトコンドリアの元気の源、「5－ALA」のメカニズム

ミトコンドリアの機能が低下すると、ATPをうまく作れないことによりいろいろな不調が現れます。「5－ALA」の摂取により、代謝の上昇・血糖値の改善・精神の安定・パフォーマンスの改善など様々な報告があります。

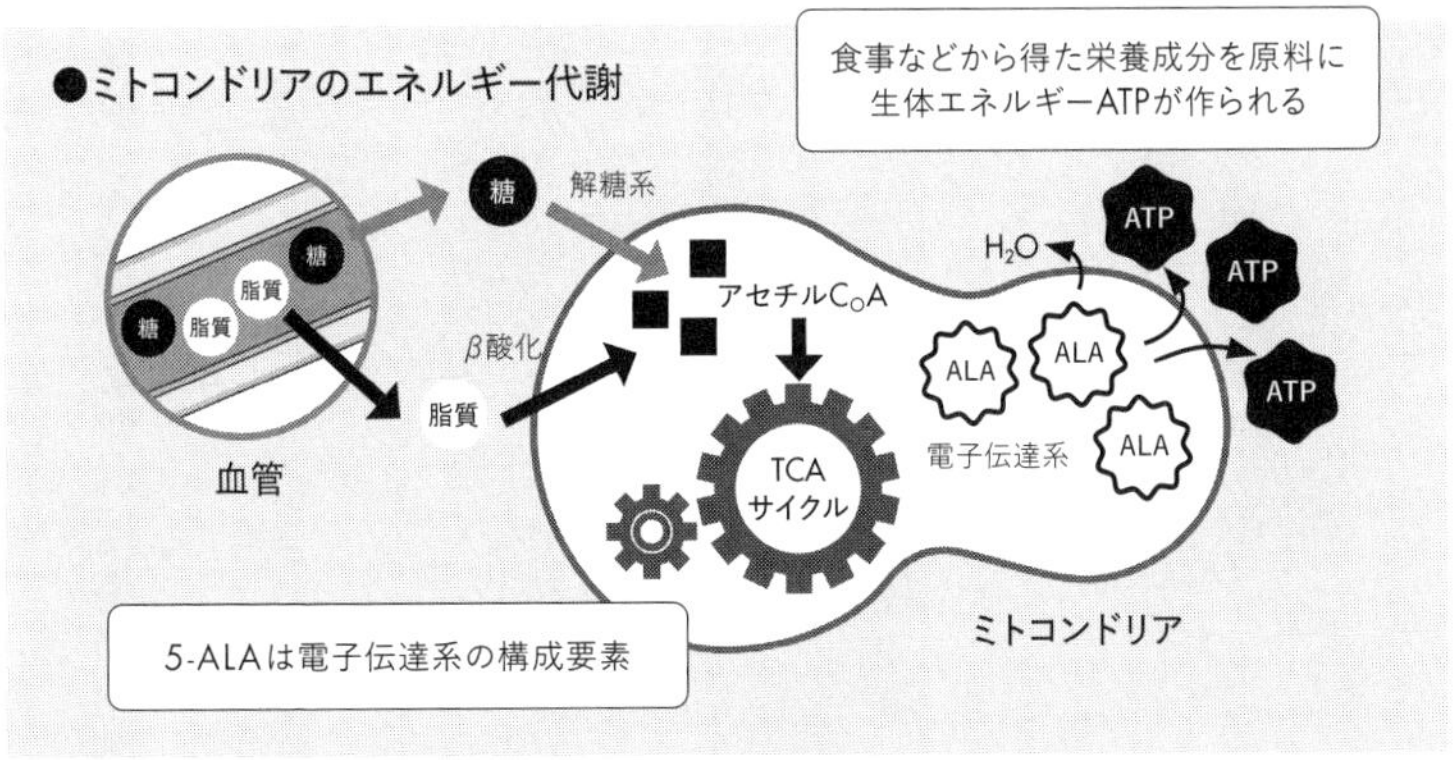

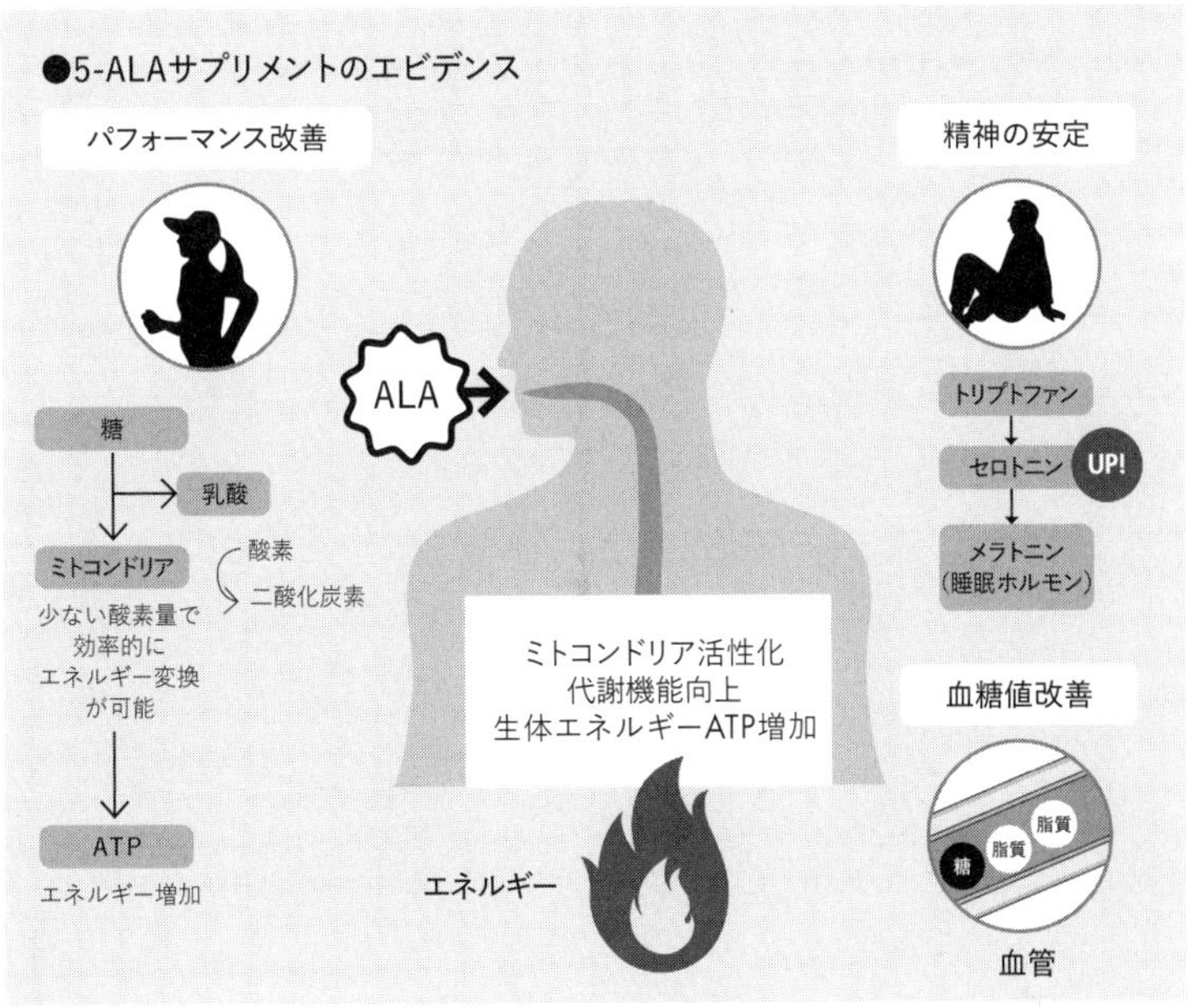

新しいミトコンドリアを作り出すことが可能になります。[※18]**ミトコンドリアが新しくなれば細胞も若返ります。代謝が上がれば体温の低下を防ぎますし、肌の潤いを保ちます。**

【5-ALAのその他の注目される効能】

エビデンスも数多くあるのでご紹介します。

広島大学からは、**ALAの摂取により血糖値が下がった**という動物実験の報告[※19]や、食後血糖値の上昇を穏やかにし、空腹時血糖値を正常に近づける効果を認めたとするヒトでの研究[※20]報告があります。

また、高齢者の運動パフォーマンス向上、[※21]**うつ病の改善**[※22]など信州大学の報告もあります。

さらには、ハワイ大学から**睡眠の質（自覚症状）が向上**したという報告[※23]やうつに関連する自覚症状（孤独感、意欲）が改善したという報告[※24]があります。

仕事・残業・接待・家事・育児・介護などによる疲労感[※25]や苛立ちの改善や**男性更年期に伴う様々な自覚症状の改善効果**の報告[※26]まであります。

また、ヒトの肺がん細胞を用いた細胞試験にて、がん細胞へのALAの添加によりミトコンドリア機能の活性化、代謝の促進により、アポトーシス（細胞の自然死）が誘導されて、**がん細胞の細胞死**[※27]**が起こる**ことが確認されています。

長崎大学の研究では、培養細胞において、SARS－CoV－2ウイルスのオリジナル株、およびアルファ変異株、ベータ変異株、ガンマ変異株、デルタ変異株に対する感染抑制効果[※28]があることや、同じく培養細胞において、SARS－CoV－2ウイルスのオミクロン株への**感染抑制及び濃度依存的な抗ウイルス効果**[※29]も示されています。

美容についてですが、コラーゲンやヒアルロン酸などに比べALAは分子のサイズがかなり小さいため、肌の角質層のバリアを通り抜けることができます。すると、表皮の下にある真皮細胞（線維芽細胞）のミトコンドリアを活性化させることができ美肌成分を増やすことが期待されます。線維芽細胞が増えると、コラーゲンやヒアルロン酸が増えシワやたるみなどを改善することも可能になると考えられています。ALAにはニキビの治療にも効果があるという研究報告もありますが、前述したようにALAは代謝水を増やすという役割も持っていますから、**線維芽細胞への効果と同時に美肌を維持するためには欠かせない栄養素**といえるでしょう。

私たちの細胞のミトコンドリアの中にあるALAは、食品にも含まれています。例えば、ホウレンソウ、トマト、ワイン、日本酒、黒酢、魚介類のタコやイカ、シイタケ、バナナ、納豆、醤油などです。私たちがこうした食品を摂ると、他の生物由来のALAも私たちの細胞内のミトコンドリアに取り込まれます。**経口摂取したALAのほとんどは上部消化管で素速く吸収され、全身の細胞に運ばれ細胞内のミトコンドリアに取り込まれます。**

バランスの取れた食事を通じて、減ったＡＬＡを補給することが可能ですが、**ＡＬＡのサプリメントを活用することをお勧めします。**なぜなら、**食品に含まれているＡＬＡはごく微量なため必要な効果を得ることが期待できない**からです。例えば、ＡＬＡ10ミリグラムを摂取するためにはホウレンソウでは約41キログラム以上、トマトでは約58キログラム以上が必要です。しかし、サプリメントなら１カプセルで１００ミリグラムを摂取できるものも出てきました。

40歳以降の女性の強い味方「エクオール」

女性ホルモンのエストロゲンに似た機能を持つ「エクオール」という物質があります。**大豆製品を食べると腸内細菌の働きによってエクオールが作られますが、この腸内細菌のことをエクオール産生菌といいます。**エクオールはエストロゲン様の物質なので、**更年期障害、閉経後の骨粗鬆症、血管内皮機能などによい影響**を及ぼします。

大豆製品を食べると大豆イソフラボンという物質、特にダイゼインという大豆イソフラボンが腸内のエクオール産生菌に代謝され、中間体のジヒドロダイゼインを経てエクオールに変えられます。ダイゼインからジヒドロダイゼインへの過程だけをする産生菌、またジヒドロダイゼインからエクオールへ変える過程だけをする産生菌など、エクオール産生菌にはいくつか種類があり、それぞれが相互に働くことでエクオールが作られます。ただしエクオール産生菌が腸内にいない方、または種類が足りない方は大豆製品を食べても、エクオール、つまりエストロゲン様の作用を得ることができないことになります。

このように、エクオール産生菌の働きには個人差があって日本人の約半分の方はエクオールを作ることができず**40歳〜50歳代の女性がエクオールを体内で作り出せる確率は約50%、20代は約20%**との報告[※30]があります。

女性ホルモンのエストロゲンは、血管そのものへの作用も持っておりとても重要なものです。エストロゲンは血管内皮細胞に作用して一酸化窒素（ＮＯ）の産生を促します。ＮＯには血管を拡張させ、しなやかに保つ働きがあります。エストロゲンは血管保護的な作用も持ち合わせているのです。ところが、やはりエストロゲンの低下によりこの効果も減少してしまうので、**閉経後には動脈硬化が進行しやすくなる**のです。

「ホットフラッシュ」は、更年期症状がある人の40〜80%にみられます。さらにその中の10%は医学的な治療を必要とする症状の重い状態といわれています。女性は更年期になると、卵巣機能低下により女性ホルモンであるエストロゲンの変動がみられます。更年期症状として代表的なホットフラッシュは、エストロゲンの変化と関連しています。急に顔が熱くなったり、上半身だけがほてり、皮膚の血管が拡張して汗をかきます。

この機序は十分には解明されてはいないのです。エストロゲンの変動が起こると、脳の視床下部というところに影響を及ぼし、自律神経を乱し、体温調節が過敏に反応するとされています。これにより暑さを感じる閾値《いきち》（身体が暑いと感じる環境温度）と寒さを感じる閾値（身体が寒いと感じる環境温度）の差が狭まって暑さを感じやすくなり、クールダウンしようと汗をかく放熱反応が起きやすくなります。

このホットフラッシュを有する女性では、心血管疾患のリスクが2倍高いのです。[※31] また、**ホットフラッシュの存在は、脳卒中のリスク増加と関係**することも報告[※32]されていたり、血管内皮細胞の機能も低いことが報告[※33]されています。ホットフラッシュの治療については、婦人科を受診するとホルモン剤や漢方薬を処方してくれます。症状の強い方は、我慢されずに早めに婦人科で相談しましょう。

食事では、ご存じの通り納豆、豆乳、豆腐、味噌などの大豆製品がお勧めですが、前述のとおり**日本人女性の約半分が、このエクオールを産生してくれる腸内細菌を持っていないのです。検査をしてこのエクオール産生菌を有していない方は、サプリメントでの摂取をお勧めしています。**

味覚だけではない、意外に怖い亜鉛欠乏

体内では作ることのできない必須ミネラルの1つ、亜鉛の働きはご存じでしょうか。まず、精神安定（うつやいらいら防止）、視力の維持（ビタミンAを助ける）、免疫の維持や強化、体内の300種類を超える酵素（SOD：抗酸化作用、アルコール脱水酵素：アルコールの分解作用）の活性化、味覚・嗅覚の保全、唾液の分泌、糖尿病の予防（インスリンには亜鉛原子が含まれている）、生殖機能のサポート（精子を作り、卵子の発育をよくする）、皮膚でのコラーゲン合成（傷口の治りをよくする）など、亜鉛にはたくさんの役割があります。

そのため、**亜鉛が欠乏すると、味覚障害、皮膚炎、口内炎、脱毛症、食欲低下、生殖機能低下、風邪をひきやすい、傷が治りにくい、下痢、骨がもろくなる、不妊症、低身長（成長障害）などの症状が出現します。また成人の亜鉛欠乏は、摂取量不足、糖尿病、慢性肝炎、潰瘍性大腸炎、薬剤によるものなどが原因になります。**

亜鉛は食事での摂取で約30％は小腸で吸収されます。小腸の粘膜で腸タンパクと結合して血液中に入り、血液中のアルブミンやマクログロブリンと結合して、細胞に届けられます。また約70％は排泄されてしまいます。

まず、インスリンと亜鉛の関係についてご説明しましょう。

通常、膵臓でインスリンと亜鉛が一緒に分泌されます。そのため、肝臓での代謝ではインスリンは亜鉛に守られて、それほど量を減らされずに血中に到達して血糖を下げることができます。しかし、糖尿病の方は、亜鉛欠乏状態のため膵臓では亜鉛は分泌されずにインスリンのみになります。すると先ほどとは違って、肝臓でインスリンは亜鉛に守られないため代謝されてしまい、血中のインスリン量は減少し血糖値が上昇してしまうのです。

血液検査での亜鉛の基準値は80～130μg/dLで、60μg/dL未満は亜鉛欠乏症ということになります。亜鉛は消化酵素に入っているので、食後に血液検査で亜鉛を測ると低く測定されます。亜鉛が消化管に放出されているためです。血液中の亜鉛を計測する時は、早朝の空腹時に検査することをお勧めします。

亜鉛を補うには、以下の食品摂取やサプリメントの適切な使用がお勧めです。

牡蠣、豚レバー、牛肩ロース、牛肩肉、牛もも肉、牛レバー、鶏レバー、牛バラ肉、ホタテガイ、玄米、ウナギ、木綿豆腐、カシューナッツ、アーモンドなどを食べるとよいでしょう。ただし、亜鉛の過剰摂取にも注意が必要ですのでサプリメントでの摂取は適正量に気をつけてください。亜鉛の1日の上限量は、18歳から29歳の男性で40ミリグラム、30歳から64歳の男性で45ミリグラム、65歳以上の男性で40ミリグラム。18歳から74歳の女性で35ミリグラム、75歳以上の女性で30ミリグラムとなっています。過剰摂取で、頭痛、倦怠感、吐き気、銅や鉄不足による貧血、免疫力低下、神経障害、善玉コレステロールの低下などを起こします。

現代人に不足しがちな栄養素ビタミンD

ビタミンDは、骨や筋肉の維持に欠かせませんが、実は免疫機能の向上にも重要な役割を果たしています。ところが、**現代人の約半数は、慢性的なビタミンD不足におちいっています。これは無理なダイエットや、過度な紫外線対策が一因と考えられています。**

美容を考えた場合、日焼けは大敵です。夏場は家の中でも窓際にいたらシミができてしまうとのことで日焼け止めをしっかり塗る方も多いと思います。しかし、紫外線は皮膚でビタミンDを作るのに必要なのです。夏の昼間に両腕と顔（体全体の4分の1相当の面積）への日光浴だと約3分で成人の約1日に必要なビタミンD（約10マイクログラム）を体内で生成することができます。なるべく日焼けをしたくない場合には、両手のひらを日光に約15分ほど当てるのがよいでしょう。手のひらにはメラニン色素はありません。

日焼けだけは絶対に避けたいという方もいらっしゃいます。そういう方には食事とサプリメントで対策です。食事は、魚ではサケ（特に皮の部分）やイワシ、マグロ、ウナギ、キノコ類もビタミンDでは有名で、キクラゲや干しシイタケ、マイタケもお勧めです。また、卵黄にもビタミンDが含まれています。

成人の1日に必要なビタミンD摂取量は10マイクログラムから25マイクログラムです。サプリメントで摂取する場合には過剰摂取に注意が必要で、**1日100マイクログラムは超えないようにしましょう。**ビタミンDを摂りすぎると、血液中のカルシウム濃度が高くなり、血管の壁や腎臓などにたくさんのカルシウムが沈着することがあります。そのため、腎臓が悪くなったり、食欲低下、嘔吐、神経が興奮しすぎるなどの症状が現れるのです。**まずは、自然に食品から摂取しつつ、サプリメントも上手に使っていきましょう。**

エピローグ

「人生を10倍楽しむ」ための契機に…

Epilogue

"Opportunity to Enjoy Life Tenfold"

心身ともに「健康体」を手に入れるための
ヒントへの気づきが多ければ多いほど、
自らそれらを実践していけばいくほど、
人生の到達点は大きく違ってきます。
最初に踏み出す一歩の方向が１度違えば、
大きく異なる未来へと弧を描いて
突き進んでいくことになります。

「人生を10倍楽しむ」ための契機に…

50代になって、今まで頑張ってきた人生をさらにこれから楽しみたいという時に病気を発症して苦しむことがないようにするためにも、「40代からの健康管理はとても大切だ」と心底強く感じています。

「胸が何となく苦しいけど、水を飲めば治る。忙しくて、自分の代わりもいないから休むことができないし、休むと会社に迷惑がかかるから病院には行けない」

「おなかが張って食欲も落ちていて、腰や背中も痛いけど、がんだったら怖いから病院には行かない」

「排便後にトイレットペーパーに血が付いたけど、以前もあったし痔だと思う。大腸検査は恥ずかしいし下剤は飲みたくないから病院には行きたくない」

「何か病気が見つかると怖いから、人間ドックは受けたくない」

「うちはがん家系じゃないから、がんの可能性はないでしょう」

皆さん、「検査しなくては」と心の中ではわかっているのに、あと1歩足を前に踏み出すことができずに、大切なチャンスを逃してしまっています。

「あれっ？　おかしいな」「ん？　なんか不安……」と思った読者の方、その直感こそ、他人である医師よりも合っていることが往々にしてあるのです。それは大げさかもしれませんが「魂の叫び」なのかもしれません。私はその直感をとても尊重しています。なぜならば、その直感が実際に病気を見つけるきっかけになることを、これまでに何度も経験しているからです。そして、患者さんの様子、症状の推移、嗜好品、ご家族の病気、今までの検査データなどを分析して、私なりの直観も浮かんできますので、その感覚を大切にしてすぐに次の行動（検査の勧め）に移すようにしています。

救急での経験から、急ぐべき病態なのか、まだ待てるのかの判断をするわけです。最初はなるべく大きな網をかけて一気に病態を絞っていく手法です。最初から的を絞ってしまうと見当違いな結果になって、命の行方に影響が出てしまいます。ただ、残念ながらその行動をとらせていただけるのも、病院やクリニックに訪れた限られた方に対してのみなのです。

本書はまさに、病院に相談するのはちょっと……、という方々にも、ぜひ読んでいただきたい内容になっています。

「あの時受診しておけばよかった」、「あの時、受診するように強く勧めればよかった」と後悔しても、病の進行は予想以上に速く、どんどん悪化してしまいます。そういった事態におちいらないためにも「やはり病院を受診した方がいいかも」とか、「このままだとなんか不安」と感じたら、すぐに病院を受診していただきたいと思います。

人間ドックは、症状が出ていない段階での早期発見が本来の目的です。すでに症状が出ている方は、今すぐにでも病院に電話して相談をしましょう。また健康診断や人間ドックを受けた後、受けっぱなしで結果を見ていない、という方がたまにいらっしゃいます。受けただけで満足、あるいは会社に言われて検査を受けただけで別に気にならない、と。結果を見て次の行動に移すことによって、10年後、将来の自分の健康状態がより良いものになるチャンスなのに、とてももったいないことだと思います。

「あの時、こうしておけばがんを早期発見できたのに」と思うことは医者のおごりだ、と言われたことがあります。しかし、私は決してそうは思いません。人間は後悔する生き物です。また、私はそもそも謙虚な気持ちでそう感じています。現在、クリニックの院長として人間ドックを行なうことにより、脳腫瘍、脳動脈瘤、狭心症、大動脈瘤、甲状腺がん、肺がん、乳がん、肝臓がん、食道がん、胃がん、大腸がん、膵がん、前立腺がん、卵巣がん、子宮がん、白血病など数多くの命に関わる疾患を、幸い早期の段階で多数発見でき、治療につなぐことができたからです。

一部の方々を除いて……。

そうです。一部の方々はすでにがんが進行した状態でした。私は毎日が反省の日々です。もう少しこうしておけば患者さんに不安を与えることなく検査を行なっていくことができたのに、とか、別の検査法を選択しておけばより早く病気を発見できたのになど、自問自答することはとても多く、謙虚にならないはずがありません。

私は、早期発見側に位置する医療である人間ドックを提供するクリニックとはスタンスの異なる、末期がん患者の在宅医療で緩和ケアにも携わっています。若くして、がんと闘っているご本人の「最後まで諦めない」と頑張る力強さの合間に見せる、痛くて辛そうな表情や、両親の「本人の生きたい気持ちを支えたい」、「諦めきれない」、「でも受け入れないといけない」と葛藤の中に見せる寂しく悲しげな表情。また、ある末期の乳がんの若い奥様。まだまだ小さなお子様はお母さんのいる布団の隣の机で、何も知らずにコマ回しをして私と遊ぼうとします。そんな様子を楽しそうに優しく見つめるお母さんの瞳。ご主人は気丈に振る舞って、奥様を不安にさせないようにされています。そして時が迫り、そのようなご家族に私から告げなければならない厳しい話を、一語一句、噛み締めるように目には涙を浮かべながら聞かれている姿には胸が締めつけられます。救急医療や緩和ケアでの経験は、まさに悲しむ方々を少しでも減らせるように「先制医療に貢献したい」と強く心に思わせるものでした。

実は、私の父はがんで長期闘病を続けながらも仕事はずっと継続していました。最期は、在

図11　「将来の見える景色」をご自身で変えてみましょう

心身ともに健康体を手に入れるヒントや気づきを得て、さらにそれを実践していくことにより、「将来の見える景色」は変わっていきます。そのまま何の気づきも改善もないまま過ごした先とは違う、より幸福度の高い未来へと突き進んでいくことでしょう。

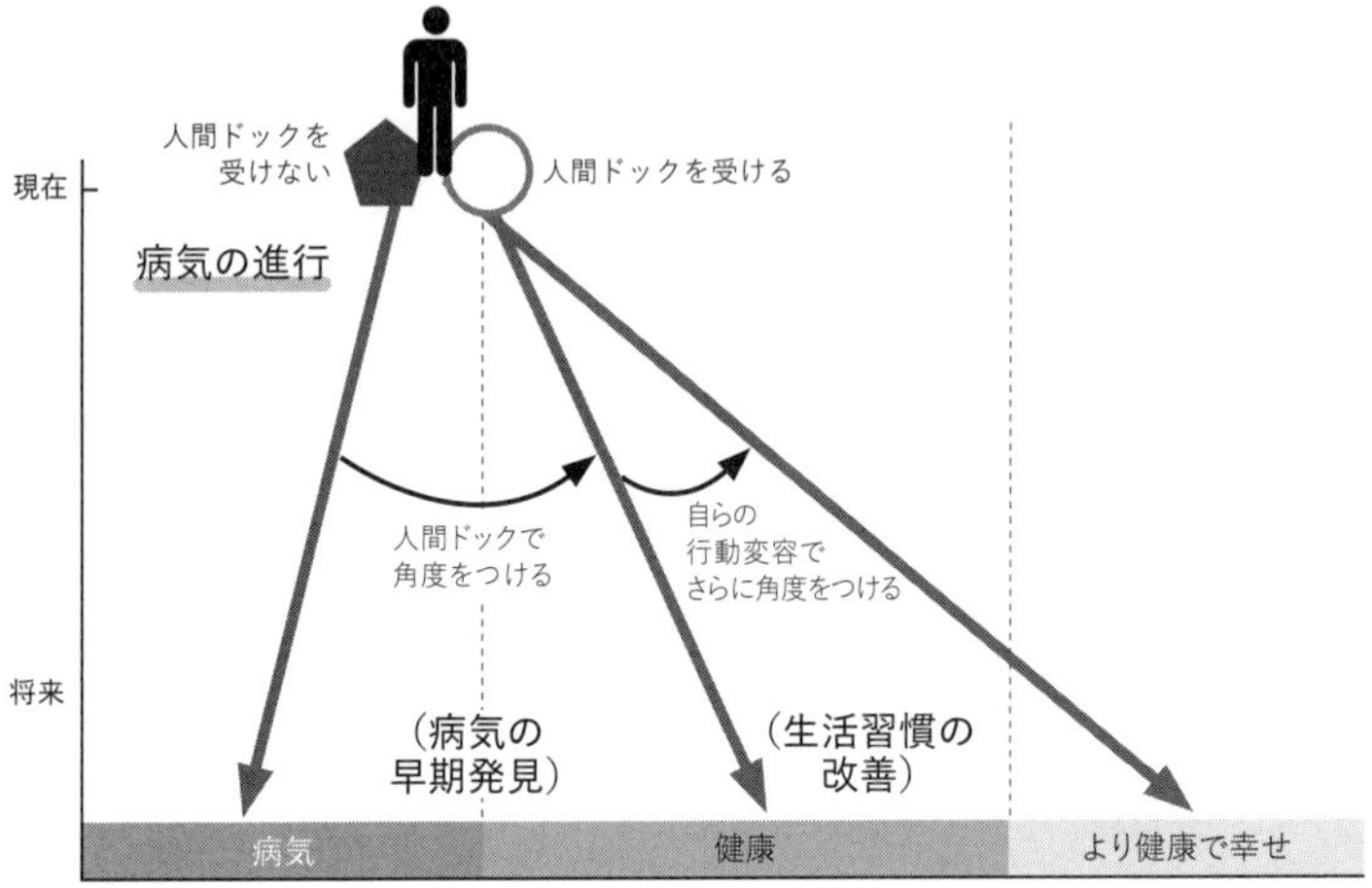

宅医療で緩和ケアを受け、実家で看取りました。コロナ禍のため入院していたら面会もできず最期に会うこともできない時期でした。意識がもうろうとしている父に向かって、「今までどうもありがとう」と感謝の言葉を直接伝えることができたのは、在宅医療のおかげでした。父は、その数時間後に旅立ちました。患者さんの家族がどういう気持ちでいらっしゃるのかを、父から身を持って教えられた気がしました。

先制医療と救急医療と在宅医療（末期がんの緩和ケア）の経験の融合により、病気の様々な段階（ステージ）に携わってきたことで培われてきた視点、また今まで多くの患者さんから学ばせていただいた感覚を駆使して、感謝の気持ちを込めて、少しでも多くの方々に恩返しができたらと願っています。

本書では、私が日頃、会員制健康管理サービスで会員の方々に説明している内容の一部をより具体的にわかりやすく解説することを心掛けました。健康的に過ごせる未来を手に入れるための気づきをできるだけ多くの方々に知っていただきたいという一心で書き上げました。

40歳代の今のうちに、そして50歳以降でも決して遅くはありません。心身ともに健康体を手に入れるヒントへの気づきが多ければ多いほど、そして自らそれらを実践していけばいくほど、人生の到達点は違ってきます。今のまま何の気づきも改善もないまま過ごした場合の到達点とは大きく異なる、幸福度の高い未来へと大きくカーブを描いて突き進めるのです。そのカーブの最初の角度が1度増えれば、未来はより大きく変わります。最初の角度付けが、まさに本書の存在意義であると考えています。

あとがき

末筆となりますが、私の初めての著書出版にあたり推薦文を頂戴いたしましたSBIホールディングス株式会社・代表取締役会長兼社長 北尾吉孝様、ならびに演出家・コレオグラファー宮本亞門様には心より厚く御礼を申し上げます。

また、1年近くの時間をかけて不慣れな私を本書の出版に導いてくださったダイヤモンド社の花岡則夫さん、醍醐味エンタープライズの石田雅彦さん、マクスト・コーポレーションの宮崎幸男さんには、感謝の一言では済まないほどのご支援とご協力をいただきました。ありがとうございました。

最後になりましたが、この著書をお読みいただいた方々やそのご家族、ご友人の皆さんが、心身ともに健康になられて素敵な笑顔を手に入れられますよう心より願ってやみません。

令和6年2月吉日
東京・八重洲にて……。

高橋 通

巻末追補

追補では、「先制医療」を担う代表的な検査項目リストを紹介します。
なお、ここで挙げた検査項目リスト以外にも数多くの検査があります。

PREEMPTIVE MEDICINE CHECKLIST

代表的な「先制医療」

検査項目リストの紹介

GUIDANCE

これまで発見が困難であったレベルの
「病気の芽」を捉えることができる!
「先制医療」が拓いていく未来が
次々と実現される時代に入ってきました。

AI診断を導入した検査（CT画像・MRI画像・内視鏡画像・生活習慣病リスク）

人間ドックに、専門医による画像診断だけではなくAIによるCT検査、MRI検査、内視鏡検査の画像診断や生活習慣病のリスク判定も導入することで、診断精度をより上げることを試みている医療機関が増えています。AI診断を導入できる部位や疾患、検査は、脳動脈瘤・脳の白質病変・脳の血管狭窄・肺がん・肺のすりガラス陰影・眼底検査・内視鏡検査・心電図検査など多岐にわたります。

マイクロアレイ血液検査（消化器がんスクリーニング検査）

毎日、体内では、約5000個のがん細胞が発生していますが、免疫細胞の働きのおかげで排除されており、この際、mRNA（メッセンジャーRNA）という物質によって適切なタンパク質が作られています。このmRNAには数万種類あり、がん細胞があるときには数千種類が特定のパターンで発現することを利用し、本検査ではmRNAを解析することにより、消化器（胃・大腸・膵臓・胆道）がんのリスクを判定します。

マイクロCTC検査（血中循環がん細胞検査）

最初のがん細胞は悪性度の低い「上皮性がん細胞」と呼ばれるもので、数年経つと、上皮性がん細胞の細胞間の接着が弱まり上皮間葉転換という形質変化が起こり「間葉系がん細胞」が生じます。間葉系がん細胞は他の細胞に浸潤したり、血管やリンパ管を経由して、他の臓器に転移する能力の高い細胞で、いわゆる「恐いがん細胞」といわれるものです。この血中を循環する間葉系がん細胞を早期に特定して捕捉する検査です。

膵臓がん・消化器がんエクソソーム検査

エクソソームは様々な病気に関わっていることが示唆されています。私たちの体の中に流れているエクソソームの数は100兆個以上。病気になるとその病気の細胞からのエクソソーム分泌量は増えるといわれています。がん細胞から放出されるエクソソームは、がん細胞の生存、転移などに関与しています。本検査では、膵臓がん・消化器がんに現在罹患しているリスクが高いかどうかを調べます。

コリバクチン検査

大腸がん患者の約70％がコリバクチンを作る大腸菌を持っていることが報告されています。この腸内細菌は、大腸内の炎症を起こしている部分に付着し、コリバクチンを分泌することで、大腸のＤＮＡを傷つけて大腸がんを引き起こす原因となるのです。この検査は少量の便で調べます。結果が陽性だった方は、大腸内にコリバクチン産生菌がいるということになり、大腸がんのリスクが高くなっている状態ということになります。

腸内細菌検査（腸内ＤＮＡ検査）

腸には免疫細胞のおよそ70％が集まっており、1000種類、100兆個以上の細菌が腸内に生息し、その重量は約1・5kgに及びます。これを腸内細菌叢といい、その様子がまるでお花畑のように見えることから、「腸内フローラ」とも呼ばれています。本検査では、腸内細菌の種類、例えばビフィズス菌や乳酸菌、長寿菌といわれる酪酸菌の占める割合、腸内細菌の多様性などがわかります。

加齢男性性腺機能低下症候群(LOH症候群)の検査

男性にもいわゆる更年期といわれる症状があります。年齢とともに男性ホルモンであるテストステロンが減少して、うつ症状をはじめとする様々な症状を伴ってくると、LOH症候群という状態になります。テストステロン値の高い人の方が、心血管疾患や心不全による死亡率が低い、という報告もあります。不安、うつ、性欲減退、疲労感、朝勃ちの消失などの症状のある方は、血中テストステロン値の計測をお勧めします。

ミネラル&重金属検査

有害金属(水銀・鉛・ヒ素・アルミニウム・カドミウムなど)は、汚染された大気、土壌、海水や、加工食品などに含まれていたり、タバコの煙や自動車の排気ガス、工場の排煙、ペンキ塗料、農薬など、日常生活で知らず知らずのうちに取り込む機会が多くあります。自身のミネラルバランスの崩れや有害金属の蓄積状況を把握し、生活習慣の改善など日常生活のケアに活用できます。

副腎ストレス指数パネル

コルチゾールは副腎から分泌されるストレスホルモンで、生命維持には欠かすことのできない大切なホルモンです。正常な日内変動は起床時が一番高く、徐々に下降していき、就寝時に最も低くなります。ストレスなど何らかの要因によって、この日内変動が乱れると、疲労や不眠など身体の不調につながります。この検査では、起床から就寝まで1日4回の唾液を採取し、コルチゾールの日内変動を測定します。

酸化度&抗酸化力検査

日々吸っている酸素の一部は活性酸素に変化します。適量であれば、殺菌作用、抗がん作用をはじめとしたプラスの働きをしますが、喫煙習慣、大量飲酒、過度の疲労、精神的ストレス、紫外線などにより、身体に活性酸素が過剰に発生すると酸化ストレスが増加し、細胞や組織をサビ付かせ、動脈硬化やさまざまな加齢現象の原因になります。酸化度と抗酸化力を測定することで、身体のサビ付きの程度を把握することができます。

糖化度検査

糖化とは、身体を構成するタンパク質と過剰な糖が結合し、体温で加熱されて、AGE(最終糖化生成物)が形成され身体が焦げ付く反応です。AGEの量は、血糖値が高く、その高血糖の時間が長いほど増えてしまいます。また、AGEは食物にも含まれており、特に、焼く、揚げる、炒めるなど加熱調理をした食品に多く含まれます。糖尿病・動脈硬化・肌老化・アルツハイマー病などの原因になります。

皮膚に光を当てて調べます。

テロメアテスト

私たちの身体は、細胞分裂を繰り返し、新しい細胞を作ることで生体を維持しています。分裂回数には上限があり、分裂できなくなると新しい細胞を作れなくなります。これが細胞の老化です。テロメアは、染色体の末端部にある構造体で、染色体末端を保護しています。細胞分裂のたびに短くなるので老化と深い関わりがあり、「テロメアが短い」＝「細胞の老化の進行」と考えられます。血液検査で遺伝子の強度や疲労度を測定します。

がんや生活習慣病に関する遺伝子検査

「がん遺伝子検査」は、保有遺伝子からみた各疾患のリスクを予測し、がん予防を目的とした検査です。男性は12種類、女性は14種類のがんに関連する１００種以上の遺伝子を測定します。「生活習慣病予防プログラム」は、遺伝的体質から生活習慣病のリスクを予測し、肥満・動脈硬化・非アルコール性脂肪肝炎など16の体質分野に関連する３５７種類の体質遺伝子を測定し、先天的な生活習慣病リスクを検査します。

ＭＣＩスクリーニング検査プラス

軽度認知障害（ＭＣＩ）とは、健常者と認知症の中間段階を指します。日常生活に支障はありませんが、そのまま過ごすと約1年で10％、約5年で半数以上が認知症に進行するといわれています。認知症は、発症の20～30年前からの生活習慣が大きく影響します。血管損傷や炎症、アミロイドβの排出等に関わる9つのタンパク質を「栄養」「脂質代謝」「炎症・免疫」「凝固線溶」の4つのカテゴリーに分類し血中量を測定します。

海馬の体積から求める認知機能検査（Brain Life Imaging®）

記憶を司る海馬は、認知機能が低下する前から萎縮しますので早めの対策が重要です。頭部ＭＲＩ検査で得られた脳の画像に対してＡＩによる解析を行ない、海馬の体積を測定し、萎縮の程度を同性・同世代と比較し、脳の状態を可視化します。海馬は小指程度の大きさのため、目視による確認では萎縮の判断は困難です。本検査は経時的に海馬体積を観察することで、脳の状態を維持するための指標を提供してもらえます。

遅延型フードアレルギー検査

「遅延型」は、すぐに症状が現れるＩｇＥ依存性アレルギー反応と異なり、ＩｇＧ依存性アレルギー反応による症状のため、発症までに数日間から数週間以上かかることがあります。原因となる食べ物とその症状の関係がわかりにくく、少しずつ炎症を進行させます。倦怠感や発疹・頭痛・過敏性腸症候群のような消化器症状など様々な体調のトラブルをもたらす「遅延型フードアレルギー項目（２１９項目）」を調べる検査です。

ＬＯＸ－ｉｎｄｅｘ®

本検査は、日本国内で行われた約２５００名を11年間追跡した研究成果がベースになっています。この研究結果から、血液中のコレステロールに関連する特定のタンパク質などを調べ、この値が高いと今後10年以内の脳梗塞の発症率が約３倍、心血管疾患発症率が約2倍となることがわかりました。血管内皮障害を引き起こす血液中のＬＯＸ－１と酸化変性ＬＤＬを調べることで、将来の脳梗塞・心筋梗塞の発症リスクを評価します。

アミノインデックス® がんリスクスクリーニング（AICS®）

病気にかかることにより、代謝や免疫に変化が起こり、種々の生体調節機能の変化に応じて、多く作り出されるアミノ酸がある一方で、消費されるアミノ酸もあるため、血中のアミノ酸の濃度バランスは変動します。本検査は、血液中のアミノ酸濃度を測定し、健常者とがんの人のアミノ酸濃度バランスの違いを統計解析することで、現在がんであるリスクを評価します。男性は5種、女性は6種のがんに対するリスクを評価します。

歯科での歯周病の検査

細いプローブという針状の器具を、歯と歯肉の間にある隙間に挿入して歯周ポケットの深さを測るプロービング検査、Ｘ線や歯垢の検査をします。２型糖尿病では、歯周病治療を行うことにより血糖が改善する可能性があり、歯周病治療が推奨されています。また、日本人6125人を5年間追跡した研究では、歯周ポケットが6㎜以上の場合に、HbA1cが6・5％以上になるリスクが3・5倍との報告があります。※1

NK（ナチュラルキラー）細胞活性

自然免疫という、身体が自然に反応する最初の免疫の主力として働くリンパ球の一種であるNK細胞の活性度を測定する検査です。リンパ球の約10～30％を占めます。常に全身をパトロールし、細菌やウイルスが体内に侵入してきたときや、がん化した細胞の発生を見つけるとすぐに攻撃してくれます。一般的には、加齢・喫煙・過労・ストレス・睡眠不足・深酒・栄養バランス不良は免疫を低下させるといわれています。

アンチエイジング（抗加齢）ドック

老化には、あがらうことの出来ない加齢に伴う正常範囲内での老化と病的な老化があります。病気の早期発見とは異なり、自身の身体の老化度、病的老化を知ることで、健康な人がさらに健康的に過ごせるようにするための検査です。老化度判定として、血管・ホルモン・神経・筋・骨年齢を、病的老化を促進する危険因子として、酸化・糖化・心身・免疫ストレス・生活習慣などを評価します。

【参考文献リストのご案内】

出典・引用等について

本書の本文中において、各章毎に「＊と数字」で表記されています番号は、参考文献・資料などの脚注に関する出典・引用等を示すものとなっています。

本書の執筆にあたりましては、「参考文献」として約400数十点の研究論文や公的資料などを出典としています。また、引用や参考資料として閲覧をいたました昨年12月時点で公開されておりました「URL」約50アドレスを明示させていただきました。

参考文献等の閲覧について

本書紙面の関係上、以下のQRコード、URLからこれらの参考文献・資料などを閲覧していただけるようにいたしました。

読者の皆様が、より詳しく、正しく本書の内容や記述から「予防医学の知識」や「先制医療への理解」を深めていただくことができましたら本望でございます。

https://www.tic.or.jp/home/references/

高橋　通（たかはし　とおる）

1968年　東京都生まれ。医学博士。
日本循環器学会循環器専門医、日本内科学会総合内科専門医、日本人間ドック学会認定医、日本抗加齢医学会専門医、日本医師会認定産業医。
1987年　開成高等学校卒業。
1994年　筑波大学医学専門学群卒業。
2008年　東京大学大学院医学系研究科医学博士課程修了。
1994年から長年に亘り「国立国際医療研究センター」や「東京大学医学部附属病院」の救急医療現場での循環器専門医としての臨床経験を経て、2015年より現職である「東京国際クリニック」院長を務める。またSBIメディック（会員制健康管理医療サービス）カウンセリングドクターを兼任し、日々、人間ドック受診者や外来患者の健康管理・指導を行なっている。これまで急性心筋梗塞や急性心不全などの生死に直結する救急医療や末期がん患者の在宅医療にも携わり、患者に寄り添う医療を施すことをモットーに培われてきた感覚を大切にしながら、いのちを守る人間ドックや「先制医療」を推進している。
早い時期より画像診断にAIを導入して人間ドックの精度を高めつつ、現職院長就任の当初から「アンチエイジング系検査」は、未病、つまりさまざまな疾患のはじまりを捉えていることにも着目していたため、抗加齢医学専門医としての知識も活かした通常の人間ドックにとどまらない多面的な切り口での広い視野に立った健康指南には定評がある。
テレビ出演(スタジオ出演やVTR出演)としては、TBS系列『サタデープラス』、『駆け込みドクター！運命を変える健康診断』、『名医のTHE太鼓判！！』、『中居正広の金曜日のスマイルたちへ』、『直撃！コロシアム！！ ズバッと！TV』、『教えてもらう前と後』、日本テレビ系列『世界一受けたい授業』、テレビ東京『よじごじDays』、BS12トゥエルビ『熱血起業家』など多数あり。夕刊フジ『ブラックジャックを探せ』(2018.5.11)、朝日新聞朝刊（2020.1.6)、東京新聞(2023.12.13、2023.12.20)、その他にも雑誌など数多くのメディアを通じて情報発信を行なっている。

東京国際クリニック
https://www.tic.or.jp/home/

循環器専門医だから知っている！
40歳からの正しい予防医学
人間ドックの受け方から検査結果の読み方、健康管理までを解説

2024年3月12日　第1刷発行

著　者　高橋 通
発行所　ダイヤモンド社
〒150-8409　東京都渋谷区神宮前6-12-17
https://www.diamond.co.jp/
電話／03･5778･7235（編集）　03･5778･7240（販売）
装丁デザイン　ダイヤモンド・グラフィック社
本文デザイン・組版　ダイヤモンド・グラフィック社
編集協力　宮崎幸男
製作進行　ダイヤモンド・グラフィック社
印刷・製本　三松堂
編集担当　花岡則夫

ISBN 978-4-478-11840-5